本書出版得到國家
古籍整理出版專項經費資助

影印中醫珍善本（手抄本）古籍

戈氏醫學叢書

金匱指歸

清·戈頌平撰

中醫古籍出版社

图书再版编目（CIP）数据
戈氏医学丛书/（清）戈颂平著. —影印本. —北京：
中医古籍出版社，2008
ISBN 978-7-80174-513-2
Ⅰ. 戈…　Ⅱ. 戈…　Ⅲ. 中医典籍—丛书　Ⅳ. R2-51
中国版本图书馆CIP数据核字（2007）第054990号

戈氏醫學叢書

金匱指歸

清·戈頌平　撰

責任編輯　鄭　蓉
封面設計　陳　娟
出版發行　中醫古籍出版社
社　　址　北京東直門内南小街16號（100700）
印　　刷　北京金信诺印刷有限公司
開　　本　787mm × 1092mm　1/16
印　　張　16
版　　次　2008年8月第一版　2008年8月第一次印刷
印　　數　0001 ~ 2500冊
I S B N　978-7-80174-513-2
定　　價　26.00元（全套176.00元）

内容提要

《戈氏醫學叢書》為清末戈頌平撰，四種，三十卷。清光緒三十三年（一九七〇年）纂成。作者戈頌平，字直哉，江蘇泰州人，清末醫家。其早年習文，研讀四書五經，致力探求格致之理。后其子女患痙病、痘病不治先後故去，其兄、母亦患病不治而終。于是發奮研究醫學，對《傷寒論》等經典醫籍『逐字逐句，推理窮原』，歷數年漸有心得。經二十餘年，易十三稿，乃纂成是書。

該叢書包括《黄帝内經素問指歸》九卷、《傷寒指歸》十卷、《金匱指歸》十卷及《神農本草經指歸》四卷（附録一卷）。自序云：『原名下增「指歸」二字，俟門下士有所指歸焉。』意思是使學者能『由此而求之已誤知改，如倦游之歸家，如改邪之歸正。未學者知慕如行人之歸市，百川之歸海，使天下殊途而同歸』。（閔序）此語雖有贊譽之意，但是書内容確有參考價值。書中采用逐句加注闡釋的方法，對經典中語句結合自己心得并旁徵博引加以論述，所論頗多獨到見解發揮，自成一家之言。民國二十年（一九三一年）《泰縣志》曾載『自戈氏書出，本邑醫學浸有復古之意』。足見其影響。

戈氏治學，崇尚《内經》、仲景，對《傷寒論》中寒、熱之辨獨有心得。在《傷寒指歸》卷首，繪有『表裏陰陽六經圖』，後附圖説，較為詳細地闡述了陰陽六經氣化規律，可供研究參考。學術上主張『陽為萬世之根基』、『人身陽氣不藏，則五臟病』，反對亂用陰寒之藥。在《素問指歸》中，反復强調陽氣的重要性，『人為萬物之靈，稟五行之氣，無不依附天之一陽大氣以生』。注文中多用氣化學説闡釋，所論有自家見解。在《金匱指歸》中，戈氏結合自身臨床經驗，逐條闡釋仲景原文，并有所發揮。《神農本草經指歸》對所載藥物分别加以詮釋、説明，文中附有自己對該藥的使用經驗及對藥性的認識，這些見解與前人頗多不同，值得深入研究。

本書未見刊本傳世。現據長春中醫藥大學圖書館館藏鈔本影印。

中醫古籍出版社
二〇〇六年十月

目録

金匱指歸 甲

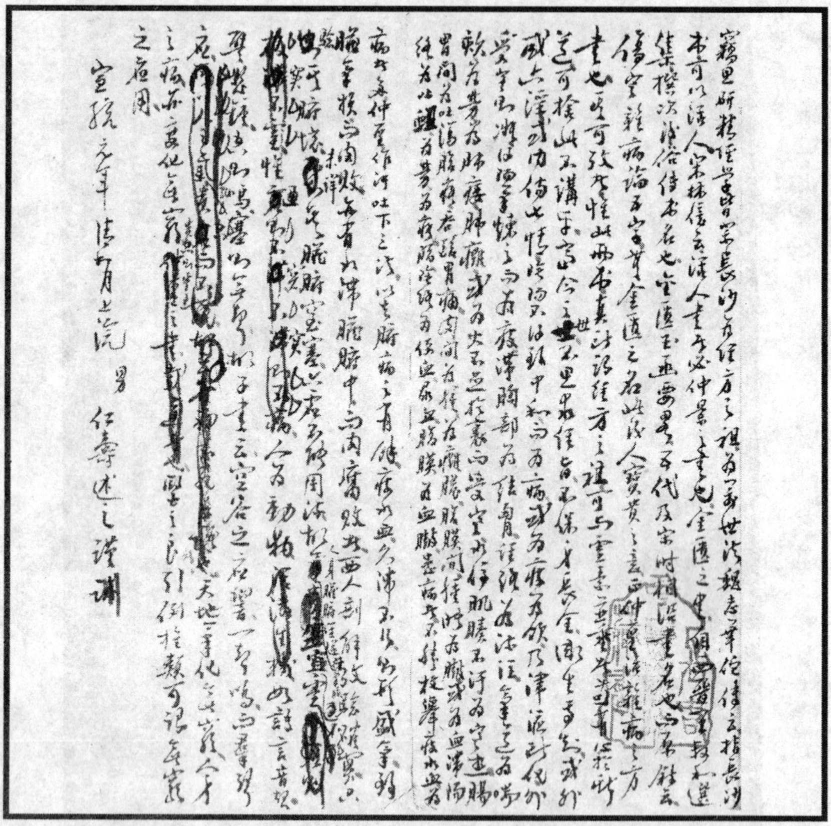
宣統元年□月上浣 男 仁壽述之謹識

傷寒雜病論金匱指歸卷一

霍亂篇

問曰病有霍亂者何答曰嘔吐而利名曰霍亂

霍猝疾也人身陰液包藏土中陰液水氣也水氣得陽左運則利半表得陰右闔則利半裏陰陽氣液轉運表裏周身無一息停流病得一陽陽氣浮外土中陰液猝失陽運上逆半裏上從口嘔吐下陷半表下從穀道旁而利名曰霍亂曰病有霍亂者何答曰嘔吐而利名曰霍亂

問曰病發熱頭痛身疼惡寒吐利者此屬何病答曰此名霍亂霍亂自吐下又利止復更發熱也

病一陽陽氣先陰左開浮半表下無陰固之而熱曰病發熱陽浮半表下半裏上頭部之陰失陽氣溫通而痛曰頭痛陽氣屈伸浮半表下不能屈伸半裏上表裏之陰閉塞成冬冬而身疼惡

寒曰身疼惡寒陽浮半表下土中陰液失陽氣
左運逆半裏上從口嘔吐逆半表下從穀道旁
下利此上吐下利者屬陽氣浮半表下土中陰（曰吐利者此屬何病）
液猝疾而亂此名霍亂霍亂自吐下復反也又
下利止其陽無陰內固反更浮於外而發熱曰
又利止復更發熱也
傷寒其脈微澁者本是霍亂今是傷寒却四五日至

陰經上轉入陰必利本嘔下利者不可治也欲似大
便而反失氣仍不利者屬陽明也便必鞕十三日愈
所以然者經盡故也
微幽微處也澁不滑也本根核也陽不內藏於
邪半裏下幽微處脈道之陰失其陽溫澁而不
滑是時陰土中陰液猝疾而亂曰傷寒其脈微
澁者本是霍亂今是時也却止也四五日邪辰

時也陰經太陰經也入逆也可肯也是時陽不
藏邪止半裏上邪辰時至太陰經中陰液不能
明於邪震動於辰陰液上轉半裏上從口嘔吐
逆陰土中必下利根核不溫嘔吐下利者陰陽
氣液不肯治子午也曰今是傷寒却四五日至
陰經上轉入陰必利本嘔下利者不可治也欲
之為言續也似嗣也大半表也便順利也矢氣

轉矢氣也鞕堅也欲續嗣半表陽氣順利半裏
而反轉矢氣仍不利者屬陽明陽氣繫半表上
也陽氣繫半表上不順利半裏表識半裏下陰
土氣堅曰欲似大便而反失氣仍不利者屬陽
明也便必鞕十三日午時來復之數也盡氣液
也愈之所以然者氣液來復於午半裏下陰得
陽溫陰得陽生陰得陽運曰十三日愈所以然

者經盡故也
下利後當便鞕鞕則能食者愈今反不能食到後經
中頗能食復過一經能食過之一日當愈不愈者不
屬陽明也
復半裏也便即也鞕堅也愈進也陽氣繫半表
上陰液下利半裏陰土失溫當即堅堅則能食
者是陽氣前進半裏下也曰下利後當便鞕鞕

則能食者愈是時反不能食是陽氣未前進半
裏下也曰今反不能食到至也陽氣至半裏下
太陰經中脾土氣溫胃土不寒曰到後經中頗
能食復往來也南北為經陽氣往來過南北子
午經道胃脾二土氣溫曰復過一經能食過之
一日當愈陽氣止半裏上不前進半裏下者句
謂屬陽明也曰不愈者不屬陽明也

惡寒脈微而復利利止而亡血也四逆加人參湯主
之
微幽微處也復往來也亡固無脈道中
幽微處陰失陽溫惡寒陰失陽舉固復利陰
失陽氣溫生因無血也四逆湯助子水中元
陽以生陰加人參一兩甘寒多汁益土之液以
救其陽曰惡寒脈微而復利利止而亡血也四逆加人參湯主之

四逆加人參湯方
即四逆湯方內人參一兩
霍亂頭痛發熱身疼痛熱多欲飲水者五苓散主之
寒多不用水者理中丸主之
陽浮半表下陰土陰液猝疾而亂上吐下利半
表上頭部之陰失陽氣溫通而痛陽浮半表下
無陰固之而發熱陽浮半表下半裏之陰閉塞

成冬而身疼痛。熱陽氣也。多重也。陽氣重於表欲飲水者是胃土氣燥。主五苓散舒布半裏之陰上布半表以潤其燥。曰霍亂頭痛發熱身疼痛熱多欲飲水者五苓散主之。寒陰氣也。丸員轉也。陰氣重於裏不用水者是脾土氣寒。上吐下利。脾土中陰陽氣液皆虛。主理中丸。理中焦脾土不足之陰陽員轉表裏。曰寒多不用水者理中丸主之。

理中丸方

人參　甘草炙　白朮　乾薑各三兩

右四味。擣篩為末。蜜和丸如雞子黃大。以沸湯數合和一丸。研碎溫服之。日三服。夜二服。腹中未熱。益至三四丸。然不及湯。湯法以四物依兩數切。用水八升。煮取三升。去滓。溫服一升。日三

服。

附加減法

若臍上築者。腎氣動也。去朮加桂四兩。

築擣也。腎氣生氣也。朮土中生氣不能動於半表經道而逆於臍上如杵之擣動。去白朮甘溫氣味壅其土氣。加桂枝四兩辛溫氣味外通半裏下衝表經道之陰。

吐多者去朮加生薑三兩。

水逆半裏上從口吐。多者朮多汁。故去之。加生薑三兩。重辛溫氣味。化氣橫行。疏其土氣。逐半裏上水逆。

下多者還用朮。悸者加茯苓二兩。

水逆半表下。下多者還用朮。取多汁益土之液也。悸者加茯苓二兩。茯伏也。苓靈也。陽氣內伏

陰得陽運則氣靈而不悖故加之
渴欲得水者加朮足前成四兩半
半裏陰土液少半表陽土氣燥加朮一兩半取
汁多益土之液
腹中痛者加人參足前成四兩半
陰得陽其液從子通於表陽得陰其氣從午通
於裏上吐下利土中液少半表之陽不能得陰

從午通於半裏下而腹痛者加人參一兩半取
汁多味濃益土之液固陽氣從午通於半裏
寒者加乾薑足前成四兩半
半裏下陰得陽溫其氣不寒上吐下利陰土陽
虛加乾薑一兩半溫陰土之陰陰土陰溫其陽
來復
腹滿者去朮加附子一枚服湯後如食頃飲熱粥一
升許微自溫勿發揭衣被
滿懣也朮之氣味鈍而不靈故去之附子之氣味靈
而不鈍故加之腹中陰得陽運其陰不懣服湯
後如食一飯頃飲熱粥一升許益胃土之陰復
脾土之陽得幽微處陰從陽溫勿開揭衣被
吐利止而身痛不休者當消息和解其外宜桂枝湯
小和之

身體也休息也消釋也解緩也外表也小半裏
也和順也陽得陰則行陰得陽則行上吐下利
陰液虛於肌體半表陽氣止而不行半裏半裏
陰氣止而不行半表體之陰不通而痛其痛不
息者當釋其痛如釋其痛當和緩半表下陽氣
內闔於午以行其陰適桂枝湯甘溫之理溫半
裏上之陰半裏上陰溫陽氣從午右闔順於半裏

以行其陰曰吐利止而身痛不休者當消息和
解其外宜桂枝湯小和之
吐利汗出發熱惡寒四肢拘急手足厥冷者四逆湯
主之
陰液藏於土中得陽氣運行表裏不息陽氣外
浮陰土之液猝疾而亂上吐下利外出毛竅其
陽浮外無陰固之而發熱其陰居內無陽溫之

而惡寒陰液不能灌溉肢末而四肢不舒陽氣
不能順接表裏而手足厥冷主四逆湯助水土
中元陽元陽復氣液運行表裏不息曰吐利汗
出發熱惡寒四肢拘急手足厥冷者四逆湯主
之
既吐且利小便復利而大汗出下利清穀內寒外熱
脈微欲絕者四逆湯主之

小便半裏也大猛也下底下也清寒也穀生也
內裏也外表也陰土陰液從上吐又從下利復
利於表而猛出毛竅為汗底下之陰而寒生裏
寒表熱脈道幽微處之陰陽欲絕不續主四逆
湯溫底下之陰以益其陽曰既吐且利小便復
利而大汗出下利清穀內寒外熱脈微欲絕者
四逆湯主之

吐已下斷汗出而厥四肢拘急不解脈微欲絕者通
脈四逆加猪膽汁湯主之
厥短也解舒也吐已下斷汗出而陽氣短於表
裏四肢拘急不舒脈道幽微處之陽欲絕不續
者主通脈四逆湯氣勝於味加猪膽汁味苦氣
寒固水土金木之精氣合一陽開於子也曰吐
已下斷汗出而厥四肢拘急不解脈微欲絕者

通脈四逆加猪膽汁湯主之

吐利發汗脈平小煩者以新虛不勝穀氣故也

平秋氣也陽浮半表吐利汗出脈道中陰失陽溫化為秋氣曰吐利發汗脈平小半裏也煩陽失陰和也以因也新初也勝舉也穀氣生氣也半裏陰失陽溫半表陽失陰和而煩者因半裏下初生之陽氣不足不能舉水土之生氣外固

其陽曰小煩者以新虛不勝穀氣故也

辨陰陽易差後勞復脈證

傷寒陰陽易之為病其人身體重少氣少腹裏急或引陰中拘攣熱上衝胷頭重不欲舉眼中生花膝脛拘急者燒裩散主之

陰得陽則開於子明於卯陽得陰則闔於午藏於酉之為二字指陽氣不藏於酉陰陽氣液不能交易表裏病其人之陽氣屈伸半裏上不能

屈伸半裏下回還半表肌體之陰重而不輕曰傷寒陰陽易之為病其人身體重陽氣不藏於酉陰陽氣液短於半表氣道曰少氣少腹小腹兩旁也裏急不舒也陽氣不藏於酉小腹兩旁之陰不舒曰少腹裏急陰中陰陽交易之處拘攣拘牽連繫也陽氣不藏於酉陰中之陰陽氣液不能交易陰中拘牽連繫曰或引陰中拘攣

熱陽氣也，胷屬半裏上也，陽氣不藏於酉上衝
半裏上，曰熱上衝胷，陽氣藏於酉頭部之陰輕
而不重，陽氣不藏於酉頭部之陰重而不輕，曰
頭重不欲舉，陽得陰則氣清而明，陽氣不藏於
酉陰液不從子上承，陽失陰氣清明，曰眼中生
花，膝脛屬半裏下也，陽氣不藏於酉半裏下陰
筋不舒，曰膝脛拘急者，陰中屬陰陽交易之處

藉婦人裩襠交易之氣使陽氣入陰以生其陰
主陰陽氣液交易表裏，曰燒裩散主之

燒裩散方

右取婦人中裩近隱處，剪燒灰，以水和服方寸
匕，日三服，小便即利，陰頭微腫則愈，婦人病取
男子裩襠燒灰

小便半裏也，微無也，日三服燒裩散使半裏陰
液得陽氣利於半表，陰頭無腫則愈

大病差後勞復者，枳實梔子豉湯主之，若有宿食者
加大黃如博碁子大五六枚

大，半表也，病指一陽陽氣浮外也，差不齊也，復
半裏也，勞火炎上也，半表陽氣浮外不齊於午
半裏陽少土氣不疏，火炎於上不復於下，主枳
實臭香形圓疏其土氣化陰土濁陰，梔子苦寒

固半表上陽氣內闔於午，黑豆體重得蒸盦之
氣易重從輕，為豉宣發半裏下陰氣外開於子
土得陽疏，陽得陰固，陰得陽生，陰陽氣液交易
子午，曰大病差後勞復者，枳實梔子豉湯主之
有得也，宿住也，食僞也，若得土實不疏，陰液住
半裏下不和陽氣上齊於午，陰液不上，如人僞
言爽約，加大黃如大碁子大五六枚，上固其陽

内疏土實曰若有宿食者加大黄如博碁子大
五六枚。

枳實梔子豉湯方

枳實三枚炙 梔子十四枚擘 豉一升綿裹

右三味以清漿水七升空煮取四升内枳實梔
子煮取二升下豉更煮五六沸去滓温分再服
覆令微似汗

右三味象三陽也取新淨黄土以水攪之取七
升象陰土之液得陽左升復於七也空四圍也
空煮取四升象水得陽運則氣液環繞四圍也
内枳實梔子煮取二升象二陰偶一陽也下豉
再煮五六沸五土數象陰土之數得陽變於六
也去滓温分再服覆令微似汗再一舉而二也
覆以衣被覆之也似嗣也象一陽舉二陰覆之

使幽微處陰液嗣於表還於裏也

傷寒差已後更發熱者小柴胡湯主之脈浮者以汗
解之脈沉實者以下解之

已止也後半裏也更再也陽不明藏於卯陰液
不生陽氣往來半表上無陰緩之不齊於午止
半表上不還半裏再發熱者主小柴胡湯運氣
益液闔陽於午曰傷寒差已後更發熱者小柴

胡湯主之浮陽浮也脈道之陽外浮肌表以陰
土之液行於表外緩陽氣和於裏曰脈浮者以
汗解之沉裏也半裏下土實以枳實梔子豉湯
加大黄温疏半裏下土實寒固半表上陽氣内
闔於午曰脈沉實者以下解之

大承氣湯温疏半裏下土實氣堅枳實梔子豉
湯加大黄温疏半裏下土實不堅讀者明之

大病差後腰以下有水氣者牡蠣澤寫散主之
半表陽氣浮外不齊於午還於半裏半表下水
氣不上行從腰以下聚者主牡蠣味鹹氣平合
海藻鹹寒氣味固半表上浮外之陽水聚半表
下半表上陽土液少以澤寫甘寒氣輕一莖直
上啟澤中水陰之精氣合括樓根酸甘化陰起
津液於脈中潤胃土之燥土和其陽半表下水

聚半裏上陰液不能從子左運易成痰涎以蜀
漆葶藶辛平氣味解在上痰涎水聚腰以下為
濁水不能外達肌表為汗以商陸根苦寒氣味
下之曰大病差後從腰以下有水氣者牡蠣澤
寫散主之

牡蠣澤寫散方

牡蠣　澤寫　括樓根　蜀漆洗去腥
葶藶子　商陸根　海藻洗去鹹已上各等分

右七味異擣下篩為散更入臼中治之白飲和
服方寸匕小便利止後服日三

大病差後喜唾久不了了者胃上有寒當以圓藥溫
之宜理中丸

唾口液也久常於中也不了了不明也圓圓轉
也半表陽氣陰液不齊於午還於半裏其液留

半裏上喜從口唾陽氣陰液不齊於午還於半
裏脾土陽藏失常其陽不明半裏下脾土半表
上胃土中寒主用圓轉藥溫生脾土之陰以藏
陽脾土得溫胃土不寒津液轉運適理中丸之
理曰大病差後喜唾久不了了者胃上有寒當
以圓藥溫之宜理中丸

傷寒解後虛羸少氣氣逆欲吐者以竹葉石膏湯主

之、
解開也、從半裏也、羸瘦也、陰得陽則生五藏筋
骨、陽得陰則生肌肉皮毛、五藏筋骨肌肉皮毛
俱陰也、陽不藏邪而氣浮半裏、陽不生陰、陽開
於子而氣浮半表、陰不生陽、陰陽氣液虛於表
裏、肌肉日瘦、曰傷寒解後虛羸少氣、短也、陽失陰
生、則氣短半表上、陽失陰固、則氣逆半裏上、曰

少氣氣逆欲吐、吐之為言續也、吐生也、藏府中液少
欲接續陰陽氣液、從子左生、從午右生、用竹葉
石膏湯主之、竹葉石膏辛寒、固天之金氣藏陽
於卯、半夏辛平、降半裏上氣逆、藏府中陰液不
接續表裏、取門冬根顆連絡不斷、令結者解、絕
者續、合人參甘寒、甘草粳米甘平、外生其陽、內
生其陰、右七味、象陽數得陰復於七、闔午藏邪

也、以水一斗、象天生地成十數也、煮取六升、象
陰數得陽變於六也、去滓內粳米、煮米熟湯成、
去米溫服一升、日三服、象一陽開於子、三陽闔
於午也、

竹葉石膏湯方

竹葉二把　石膏一斤　半夏半升洗　麥門冬一升
人參三兩　甘草二兩炙　粳米半升

右七味、以水一斗、煮取六升、去滓內粳米、煮米
熟湯成、去米、溫服一升、日三服、

病人脈已解、而日暮微煩、以病新差、人強與穀、脾胃
氣尚弱、不能消穀、故令微煩、損穀則愈、

已、止也、解、開也、微、無也、煩、陽失陰和也、病人脈
道中陰液止於裏、陽氣開於表、而日暮時其陽
無陰和之浮外而煩、曰病人脈已解、而日暮微

瘕以因也新初也因病陽氣初開無陰液和陽氣齊於午曰以病新差與從也穀生也尚上也弱不強也陰從陽半表陽氣則強陽從陰半裏陰氣則生脾土陰氣不土胃土陽氣不強不能消化穀食曰人強與穀脾胃氣尚弱不能消穀故令使知其陽無陰和而煩減在下之陰益在上之陽前進半裏以生陰曰故令微煩損穀則愈

痓溼暍篇

太陽病發熱無汗反惡寒者名曰剛痓

太陽病一陽陽氣先陰而開陽浮半表下無陰土之液外和其陽曰太陽病發熱無汗反回還也剛痓彊急也陽浮半表下無陰土之液和陽氣回還於已交姤於午半裏上陰失陽溫而惡寒半表上經道之陰失陽氣陰液柔和彊而急曰反惡寒者名曰剛痓

太陽病發熱汗出而不惡寒名曰柔痓

丙因痓柔不彊也太陽病陽氣先陰而開氣浮半表下發熱陰液隨陽氣外出毛竅為汗肌表之陰得陽氣外溫溼不惡寒陰液外出毛竅為汗半表經道之陽失陰柔和致彊而急曰太陽病發熱汗出而不惡寒名曰柔痓

太陽病發熱脉沉而細者名曰痓為難治

沉裏也細不足也為使也太陽病陽氣光陰而闢無陰固之發熱陽浮半表無陰固之發熱半裏脉道中陽氣因之不足半裏脉道中陽氣因不足者明陽氣浮半表經道無陰固之彊而急陽浮半表不足半裏使陽氣陰液難治子午也曰太陽病發熱脉沉而細者名曰痓為難治

太陽病發汗太多因致痓　夫風病下之則痓復發汗必拘急　瘡家雖身疼痛不可發汗汗出則痓

太陽闢病陽浮半表陰液隨陽氣發揚半表太多者經道之陽因失其柔和致彊而急曰太陽病發汗太多因致痓　風陽氣也下之指底下陰土陰液也夫陽氣浮半表病底下陰土之液不和陽氣上舒半表半表經道之陽則彊而急曰夫風病下之則痓復反也拘急不舒也反揚陰液外出毛竅多者半表經道之陽失其柔和必拘急不舒曰復發汗必拘急　陽得陰則柔陰得陽則通雖設辭身可屈伸也瘡家患膿血出多陰液內少設陽氣屈伸表裏不足以內運關節中陰氣不可發揚陰液外出為汗經道之陽失其柔和則彊而急曰瘡家雖身疼痛不可

發汗汗出則痓

病者身熱足寒頸項強急惡寒時頭熱面赤目赤獨頭動搖卒口噤背反張者痓病也若發其汗者寒溼相得其表益虛即惡寒甚發其汗已其脉如蛇

病一陽陽氣屈伸半表不闔午藏卯浮外而身熱曰病者身熱陽不闔午藏卯底下之陰不溫曰足寒陰得陽則生陽氣不闔午藏卯陰土之

液不生其液不能柔和半表經道之陽致頸項
強而不舒曰頸項強急陽浮半表不闔午藏丣
半裏之陰失其陽温證惡寒時午時也半表陽
氣失陰固之闔午證午時頭熱面赤目赤陽得
陰則靜陽浮半表不闔午藏丣半表上陽失陰
靜證獨頭摇口屬半裏上也背屬半表上也陽
浮半表不闔午藏丣半裏上環口經道之陰致

失陽氣温潤其陰不和卒然口閉證卒口噤半
表上經道之陽失陰柔和證背反張曰惡寒時
頭熱面赤目赤獨頭動摇卒口噤背反張者痙
病也寒陰氣也溼水氣也陽得陰不虛半表陰
得陽不虛半裏若發揚陰土之液外出毛竅爲
汗者汗水氣也半表肌體之陰與外出之水氣
相得其陰外出不内和其陽其陽更虛半表不

闔於午半裏肌體之陰失其陽温其惡寒即甚
曰若發其汗者寒溼相得其表益虛即惡寒甚
己土也如往也蛇指巳時之陽也發揚己土
陰液外出毛竅爲汗者半表上脉道中陽氣無
陰固之往於巳闔於午曰發其汗已其脉如蛇

暴腹脹大者爲欲解脉如故反伏弦者痙

暴猝也腹復也欲之爲言續也解舒也如往也

故承上起下之辭陽氣從午猝復腹中未得陰
和其腹脹大陽氣來復腹中脹大者爲陽氣接
續半裏陰液從子左舒陰陽氣液往來表裏承
上起下曰暴腹脹大者爲欲解脉如故伏匿藏
也弦數也陰液反匿藏半裏下陽氣反數半表
上者半表經道之陽失陰液柔和致痙曰反伏
弦者痙

夫痙脈按之緊如弦直上下行。

按止也。之指陰土液也。緊不舒也。夫痙病脈中陽氣止於半表不還半裏陰土陰液緊於半裏不舒半表。曰夫痙脈按之緊。如往也。弦數也。直不曲也。陽無陰不曲。陰無陽不行。陽往半表無陰和之而數不從午曲還半裏以舒其陰。陰不從子行於半表以和其陽。陽氣直行半表上下

曰如弦直上下行。

痙病有灸瘡難治。

有得也。灸從久從火。久常於中也。火陽氣也。瘡戕也。人身肌肉得太陽陽氣內藏土中不失其常。陰液外榮肌肉不受其戕賊。痙病如得陽氣多浮少藏土中陰液失其流通。肌肉受其戕賊而皮破肉損。陰液失其流通。難以和半表陽氣治於午治於子也。曰痙病有灸瘡難治。

灸瘡亦名篰瘡。勿作艾火灸而成瘡論。

太陽病其證備身體強八八然。脈反沉遲。此為痙。栝樓桂枝湯主之。

證候也。備成也。身體指半表上項背也。強不柔和也。八八項背拘急不舒也。太陽病一陽陽氣先陰從子左開浮半表下。其候成半表上經道

中失陽氣陰液柔和。項背拘急不舒。曰太陽病其證備身體強八八然。沉濁默也。陽氣先陰從子左開。半裏脈中陰液反重濁遲滯。此為半表經道陽失陰柔。半裏脈中陰失陽運。主栝樓根起脈中陰液柔和半表經道之陽。桂枝湯溫半裏上之陰。陰液上起。陽得陰柔。半裏上陰得陽溫。陽氣陰液上半表上。從午內闔。曰脈反沉遲。此

為痙栝樓桂枝湯主之六陰數也九陽數也右六味以水九升象陰數得陽文姤於午來復於子也三陽數也煮取三升分温三服微汗象三陰三陽氣液分運表裏以温經道肌表之陰也出進也發舒也陰液不前進經道肌表食頃啜熱稀粥助其藥力温舒經道肌表之陰曰汗不出食頃啜熱粥發

栝樓桂枝湯方

栝樓根二兩　桂枝三兩　芍藥三兩
甘草二兩　生薑三兩　大棗十二枚擘

右六味以水九升煮取三升分温三服微汗汗不出食頃啜熱粥發

太陽病無汗而小便反少氣上衝胷口噤不得語欲作剛痙葛根湯主之

太陽病一陽陽氣先陰從子左開無陰土之液外行半表以和其陽半裏陰液利下為尿應多而尿反少曰太陽病無汗而小便反少胷半裏上也陽氣左開半表下陰液不左行陰氣上衝半裏上曰氣上衝胷陽氣左開浮半表下無陰土之陰助陽氣交蒸於午半裏上環口經道之陰失陽氣温舒其陰不開口閉不能語曰口噤不

得語陽氣左開陰不左行半表上經道失陽氣陰液柔和而強急曰欲作剛痙葛根湯主之主葛根甘平氣輕宣通半表上經道輸滯以治內麻黃苦温氣輕開通半裏下水氣以達外桂枝湯疏泄半裏上土氣温半裏上之陰半裏上陰温土疏陰陽氣液來復半裏上交蒸於午內闔半裏右七味象陽數得陰復於七以水一斗象

地天生成十數先煮麻黄葛根減二升象陰數
得陽正於八去上沫内諸藥煮取三升象三陽
陽數闔於午温服一升象一陽陽數開於子陰
液未開半表故覆取微似汗恐啜粥助其藥力
使陰液猛出毛竅不能和緩陽氣内闔於午故
不須啜粥

葛根湯方

葛根四兩　麻黄三兩去節　桂枝　甘草炙
芍藥各二兩　生薑三兩　大棗十二枚擘

右七味以水一斗先煮麻黄葛根減二升去沫
内諸藥煮取三升去滓温服一升覆取微似汗
不須啜粥餘如桂枝湯法將息及禁忌

痓為病胷滿口噤卧不著席脚攣急必齘齒可與大
承氣湯

胷屬半裏上也齘齒齒上下相抵也痓為病一
陽陽氣先陰從子左開無陰和之浮半表下半
裏上陰失陽温胷中氣滯而滿半裏上環口經
道之陰失陽氣温舒而口噤陽氣由半表下浮
至半表上半表上經道之陽失陰液柔和強而
急仰卧不能著席陽浮半表上半裏下土氣不
疏陰筋不温其筋從半表下後掣而脚攣急半

表上陽失陰固陽筋不柔其筋從半表上後掣
而齘齒與如也可與謂此病如此象則與否則
勿與大承氣湯温多寒少重苦温氣味温疏半
裏下土氣寒固半表上陽氣内闔於午曰痓為
病胷滿口噤卧不著席脚攣急必齘齒可與大
承氣湯

大承氣湯方見陽明篇

太陽病關節疼痛而煩脈沉而細者此名中溼亦名
溼痹溼痹之候小便不利大便反快但當利其小便
太陽病一陽陽氣先陰從子左開半裏關節之
陰失陽氣温舒閉塞成冬疼痛半表關節之陽
失陰液和之而煩曰太陽病關節疼痛而煩沉
裏也而因辭細細微也名明也中讀作得溼陰
氣也痹閉塞不通也陽氣先陰從子左開半裏

脉中陽氣因之微陽氣因之微者此明得陰氣
閉塞於裏也曰脉沉而細者此名中溼亦名溼
痹快急疾也陰氣閉塞不通之候是半裏陰氣
閉塞不利半表半表陽無陰和急疾於表但當
利半裏陰液外通半表以和其陽曰溼痹之候
小便不利大便反快但當利其小便

溼家之為病一身盡疼發熱身色如熏黃也
一一陽也身可屈伸也盡極也溼家指平素陽
藏不足之人也之為謂病一陽陽氣先陰從子
左開屈伸半表極於子不極於午半裏陰失陽
温閉塞成冬而疼曰溼家之為病一身盡疼陽
氣先陰從子左開發揚半表無陰固之而發熱
曰發熱土得水榮其身不黃陽得陰明其色不
晦陰液不和陽氣屈伸半表上交蒸於午土失

水榮其身黃陽失陰明其色晦黃如煙熏曰身
色如熏黃也

溼家其人但頭汗出背強欲得被覆向火若下之早
則噦或胷滿小便不利舌上如胎者以丹田有熱胷
上有寒渴欲得飲而不能飲則口燥煩也
陰得陽則生得陽則行平素陽藏土中不足陰
液欠生欠行其人陽開半表氣浮但蒸胃土津

液從頭上出曰痓家其人但頭汗出陽得陰則
柔得陰則和陽開半表氣浮無陰柔之則背強
陽開半表氣浮無陰土之液外和其陽溫潤背
部愛衣被覆之陽開半表氣浮半裏陰失陽溫
向火溫之曰背強欲得被覆向火下降也之指
半表陽氣也噦氣逆也呃也陽開半表氣浮若
以苦寒氣味降之早則陽逆半表而氣呃曰若

下之早則噦陽開半表氣浮半裏上陰失陽運
半裏下陰液不利半表曰或胸滿小便不利以
因也丹田半表上也熱陽氣也胸半裏上也寒
陰氣也舌上如胎者因半表陽氣不闔於午半
裏陰失陽化舌上胎生曰舌上如胎者以丹田
有熱胸上有寒陽浮半表無陰潤之陰居半裏
無陽溫之曰渴欲得飲而不能飲則口燥煩也

黃庭經尺宅寸田可治生註尺宅面也寸田兩
眉間為上丹田心為絳宮田臍下三寸為下丹
田

痓家下之額上汗出微喘小便利者死若下利不止
者亦死

下底下也之指陽氣也陽藏底下不足陰土陰
氣不左行陽開半表氣浮但蒸胃土津液從半

裏額上汗出曰痓家下之額上汗出幽微處陰
氣不左行逆半裏上從口而喘陰液利下為尿
不上和陽氣闔午陽無陰固陰無陽舉其氣散
而不聚曰微喘小便利者死若不定之辭下半
表下也或陰土陰液從半表下穀道旁下利不
止陽無陰固陰無陽舉其氣亦散而不聚曰若
下利不止者亦死

風溼相搏一身盡疼痛法當汗出而解值天陰雨不
止醫云此可發其汗汗之病不愈者何也蓋發其汗
汗大出者但風氣去溼氣在是故不愈也若治風溼
者但微微似欲汗出者風溼俱去也
風陽氣也溼陰氣也一一陽也身可屈伸也盡
極也法象也陽與陰相搏表裏土土一陽陽氣
從子屈伸極於午不能從午屈伸極於子半表

半裏下陰氣閉塞戌冬不通疼痛病象當舒陰
土之液外出半表以緩其陽曰風溼相搏一身
盡疼痛法當汗出而解值當也人之汗以雨名
之云通作雲愈進也大猛也去行也在居也當
天之陰氣下降地之陰液止於右不行於左以
意會之天氣下降為雲地氣上升為雨此陰土
之液不上升可發揚陰土之液外出為汗其液

外出病浮外之陽不前進半裏何也蓋發揚陰
土之液猛出毛竅者但陽氣行陰液居於毛竅
其陰不和陽氣前進半裏藏於卯曰值天陰雨
不止醫云此可發其汗汗之病不愈者何也蓋
發其汗汗大出者但風氣去溼氣在是故不愈
也微微似欲汗出是漐漐汗出也如治陽與陰
相搏半裏土上但求漐漐似欲汗出者佳漐漐

汗出浮半裏土上之陽得其陰固陽與陰俱去
藏卯也曰若治風溼者但微微似欲汗出者風
溼俱去也
溼家病身疼發熱面黃而喘頭痛鼻塞而煩其脈大
自能飲食腹中和無病病在頭中寒溼故鼻塞內藥
鼻中則愈
溼家病陽浮半表上半表半裏下肌體之陰閉

塞戚冬而身疼曰溼家病身疼陽浮半表上無
陰固之在外發熱曰發熱陽浮半表上半裏下
陰不左運面部色黃曰面黃而喘鼻應天氣主
清降陽浮半表上無陰固之以清降頭部之陰
失其陽通而痛其陽失其陰清而鼻塞其陽失
其陰和而煩曰頭痛鼻塞而煩大則為虛陽得
陰不虛半表陰得陽不虛半裏陽浮半表上失

陰固之曰其脉大食為陰陽浮半表上求陰濟
之曰自能飲食腹復也中土也陽氣來復中土
表裏氣和謂之無病曰腹中和無病寒陰氣也
溼水氣也病陽氣浮居半表上不闔於午去藏
於卯頭部中陰滯水留曰病在頭中寒溼故鼻
塞頭中陰滯水留非麻黃湯能達其所何也陽
浮半表上水留滯頭中若發其汗其水不但不

除其陽更浮而不闔內納也納藥鼻竅頭中所
留之水從鼻中涕出陽無水阻其陽則前進半
裏曰內藥鼻中則愈

溼家身煩疼可與麻黃加朮湯發其汗為宜慎不可
以火攻之

溼陰氣也身可屈伸也煩陽失陰和也疼陰失
陽溫也發舒也慎禁戒辭以因也攻治也陽浮

半表上不闔於午謂之火陽氣屈伸半表上無
陰和之而煩陰居半裏下無陽溫之而疼可與
麻黃湯發揚半裏下水氣外通半表毛竅為宜
加朮取甘溫多汁溫生肌土陰液和半表上陽
氣內闔於午禁戒不可因陽氣浮半表上不闔
於午用寒涼藥治之曰溼家身煩疼可與麻黃
加朮湯發其汗為宜慎不可以火攻之右五味

五土數也以水九升九陽數也彖陰液從中土
外出半表和陽闔午減輕也二陰數也先煮麻
黃減二升彖陽數舉而陰從輕也去上沫內諸
藥煮取二升半彖陰數得陽還半表陽數得陰
還半裏去滓溫服八合彖陰數得陽正於八陰
液未開半表故覆取微汗

麻黃加朮湯方

麻黃三兩去節　桂枝二兩　甘草一兩炙
白朮四兩　杏仁七十箇去皮尖

右五味以水九升先煮麻黃減二升去上沫內
諸藥煮取二升半去滓溫服八合覆取微汗

病者一身盡疼發熱日晡所劇者此名風濕此病傷
於汗出當風或久傷取冷所致也可與麻黃杏仁薏
苡甘草湯

盡極也日晡所未申時處也劇甚也名明也病
者病一陽陽氣屈伸半表上極於午陰土之液
不和陽氣交蒸於午半裏下陰液不左開閉塞
成冬而疼半表上陽無陰固而發熱至未申時
處陽氣不去藏於卯其身疼發熱更甚者此明
陽與陰相搏半裏土上此病傷於陰土液出當
風吹之腠理氣閉或久傷取冷腠理氣閉致陽

與陰相搏半裏土上其陽不去藏卯也曰病者
一身盡疼發熱日晡所劇者此名風濕此病傷
於汗出當風或久傷取冷所致也可與麻黃杏
仁薏苡甘草湯與麻黃苦溫氣味開腠理之閉
杏仁苦溫滋潤滑利表裏關節之陰薏苡甘寒
甘草甘平合苦溫氣味內和土氣外固不藏之
陽右剉麻豆大每服四錢七彖陰陽氣液環轉

四方不息也水一盞半煎八分象一陽陽氣藏於卯合陰液轉運半表正於八也去滓溫服得幽處陰液外達半表毛竅避風吹之

麻黃杏仁薏苡甘草湯方

麻黃半兩 杏仁十箇去皮尖 薏苡半兩

甘草一兩炙

右剉麻豆大每服四錢匕水一盞半煎八分去

滓溫服有微汗避風

風濕脈浮身重汗出惡風者防己黃耆湯主之

風陽氣也濕陰氣也陽得陰和脈道之陽不浮半表陰得陽舉身體之陰不重半裏半表之陽失其陰固而脈浮半裏之陰失其陽舉而身重曰風濕脈浮身重陽得陰不虛半表陰得陽不虛半裏水氣外出半表毛竅不和陽氣交蒸於午去藏於卯表裏陽虛而惡風曰汗出惡風者防己黃耆湯主之水氣外出毛竅不和陽氣交蒸於午去藏於卯防備己土中陰陽氣液皆虛主防己辛平甘草甘平外固其陽內安土氣黃耆白朮甘溫助土之氣液和內藏之陽右剉麻豆大每抄五錢匕象陽氣陰液藏於土中生薑四片大棗一枚取辛溫甘平氣味合化陰氣內

和肌表之陽水盞半煎八分去滓溫服象陽氣藏半裏下蒸陰液轉運半表正於八水氣不外出半表毛竅逆半裏上而喘者加麻黃半兩開腠理氣閉使陰液從子左開胃中指半表上土也不和者不疏也半表上土氣不疏者加芍藥三分疏其土氣半裏下經道不溫其陽氣不從子左開上衝者加桂枝三分溫經道之陰回陽

氣從子左開下半裏下也陳久也寒水氣也半裏下久有水氣者加細辛三分溫通幽微處水氣左行服藥後陽氣回還半表無陰液以和之其陽屈伸皮中如蟲蠕動從腰下如冰使坐被上又以一被繞腰下溫令幽微處陰液外達半表即差

防己黃耆湯方

防己一兩　甘草半兩炙　白朮七錢半　黃耆一兩一分

右剉麻豆大每抄五錢匕生薑四片大棗一枚水盞半煎八分去滓溫服

喘者加麻黃半兩

胃中不和者加芍藥三分

氣上衝者加桂枝三分

下有陳寒加細辛三分

服後當如蟲行皮中從腰下如冰後坐被上又以一被繞腰下溫令微汗差

傷寒八九日風溼相搏身體疼煩不能自轉側不嘔不渴脈浮虛而濇者桂枝附子湯主之若大便堅小便自利者去桂枝加白朮湯主之

註見太陽篇第六卷

風溼相搏骨節疼煩掣痛不得屈伸近之則痛劇汗

出短氣小便不利惡風不欲去衣或身微腫者甘草附子湯主之

註見太陽篇第六卷

太陽中暍發熱惡寒身重而疼痛其脈弦細芤遲小便已洒洒然毛聳手足逆冷小有勞身即熱口開前板齒燥若發其汗則惡寒甚加溫鍼則發熱甚數下之則淋甚

中讀作得暍暑也陽得陰則氣液交蒸半表上而為暑太陽陽氣先陰從子左開無陰土之液和陽氣交蒸半表上得暑氣損去曰太陽中暍陽得陰則固陽浮半表上無陰固之闔午曰發熱陰得陽則温陽浮半表上半裏下陰失陽温曰惡寒體為陰陰得陽則輕陽氣屈伸半表上無陰固之闔午體之陰不輕而重其陰失其陽

運闔塞成冬不通而痛曰身重而疼痛弦數也陽得陰不數陽不闔午陽數半表上細微也陰得陽不微陽不闔午陽微半裏下芤空也陰得陽不空陽不闔午陰空半裏下遲不足也陰得陽則足陽不闔午陰液不足半裏下曰其脉弦細芤遲小便半裏也已止也洒洒然寒慄貌無陰液和陽氣交蒸半表上而為暑是半裏下陰

液止而不行得半表上暑氣損去肌表時寒毛聳曰小便已洒洒然毛聳無陰液和陽氣交蒸半表上而為暑戊土不熱無陽氣內藏半裏下而為冬己土不温曰手足逆冷小半裏也有質也勞火炎上也陽得陰則固陽浮半表上無陰以固其陽質火炎於上不屈伸半裏去藏於卯即發熱陽浮半表上無陰土之液和陽氣交蒸

於午內闔半裏其口不合而開其齒不潤而燥曰小有勞身即熱口開前板齒燥陰得陽則生陽浮半表上不闔於午去藏於卯陰土液少若發揚陰土之液無陰液外達半表以固其陽其陽更浮則惡寒更甚曰若發其汗則惡寒甚加上也陽氣浮半表上陰液不足半裏下若暖機鍼以藏其陽其陽不闔午藏卯則發熱更甚曰

加温鍼則發熱甚下降也陽浮半表上不闔午藏卯數以苦寒氣味降之其陰液不能上達半表則淋下更甚曰數下之則淋甚

太陽中熱者暍是也汗出惡寒身熱而渴白虎加人參湯主之

熱陽氣也暍暑氣也太陽陽氣先陰從子左開得陽氣浮半表上者無陰土之液和陽氣交蒸

於午而為暑是也曰太陽中熱者暍是也陰液外出毛竅為汗不和經道中陽氣闔午半裏下陰失陽溫曰汗出惡寒陽氣屈伸半表上其陰液外出毛竅為汗身熱而渴主白虎湯肅降天氣加人參甘寒氣味和陽氣闔午曰身熱而渴白虎加人參湯主之

白虎加人參湯方

方解見太陽篇

太陽中暍身熱疼重而脈微弱此以夏月傷冷水水行皮中致也一物瓜蒂湯主之

太陽陽氣先陰從子左開陽浮半表上無陰液和陽氣交蒸於午得暑氣損去曰太陽中暍陽浮半表上無陰和之闔午曰身熱陰居半裏下無陽溫之曰疼重微無也脈中陽氣無陰助之

曰而脈微弱此身熱疼重脈弱因夏月冷水滲身其汗不得外出水行皮中其水阻陽氣浮外（主一物瓜蒂湯 日此以夏月傷冷水水行皮中所致也）所致也水行皮中非麻黃所能療一物瓜蒂湯主之瓜蒂苦寒氣薄浮而升以苦寒氣味固浮外之陽以氣薄易升之物宣發皮中之水右一味剉末以水一升煮取五合象陽數藏於土中升水土之陰和陽氣開於子交姤於午成為暑

令去滓頓服。一氣服下，取其氣壯，易降易升也。

瓜蔕湯方

瓜蔕二十箇

右剉，以水一升，煮取五合，去滓頓服。

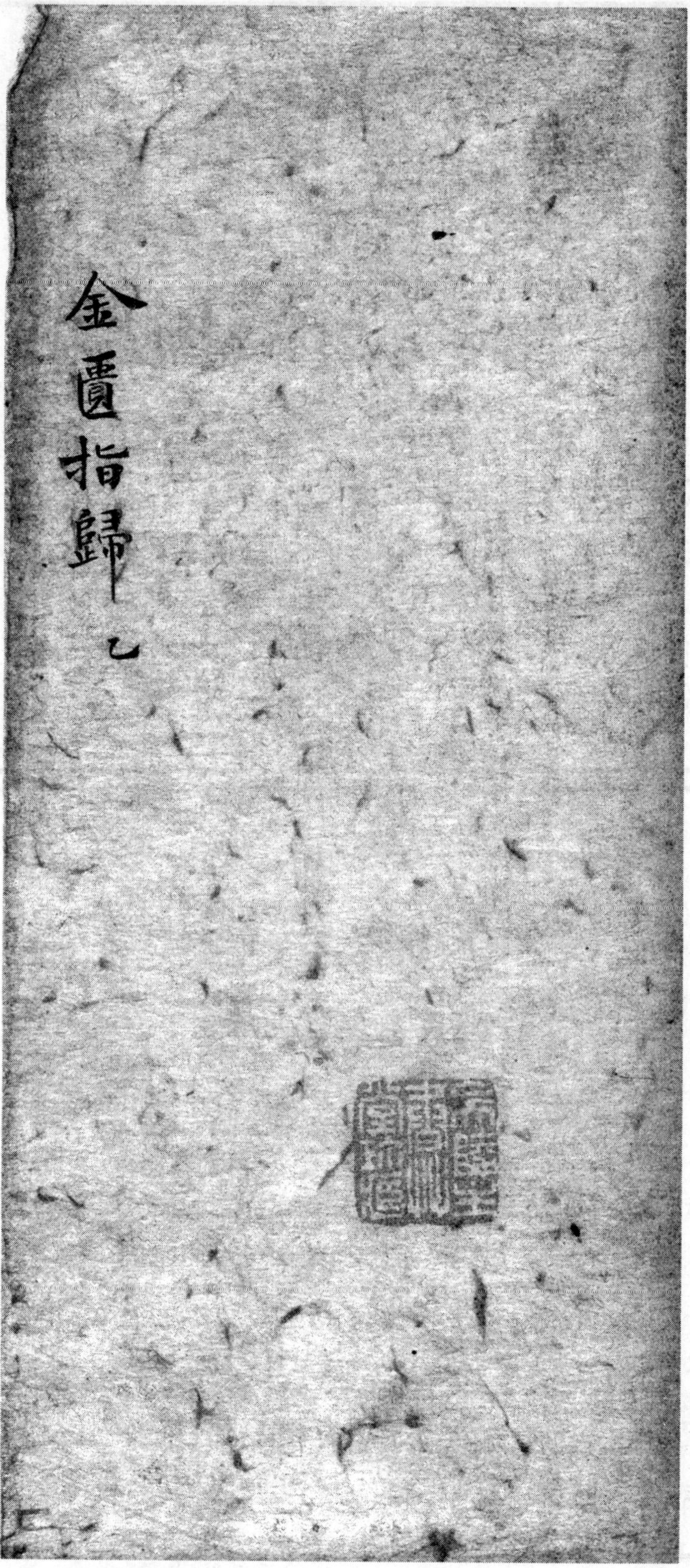

金匱指歸　乙

傷寒雜病論金匱指歸卷二

百合狐惑陰陽毒篇

論曰百合病者百脉一宗悉致其病也意欲食復不能食常默然欲卧不能卧欲行不能行飲食或有美時或有不欲聞食臭時如寒無寒如熱無熱口苦小便赤諸藥不能治得藥則劇吐利如有神靈者身形如和其脉微數每溺時頭痛者六十日愈若溺時頭

不痛淅淅然者四十日愈若溺快然但頭眩者二十日愈其證或未病而預見或四五日而出或二十日或一月後見者各隨證治之

百從一從白一陽也白象陽數入二陰也又明也合同闔宗本也悉知也致轉運之詞一陽陽氣從子左開得半裏之陰明半表上以生其陽從午右闔明半裏下以生其陰病一陽陽氣先陰從子左開無半裏下陰液和陽氣交蒸半表上而為暑百脉一本知運轉之陽無陰液和之交蒸為暑其陽不入二陰中從午右闔為病也

論曰百合病者百脉一宗悉致其病也食為陰陽氣先陰從子左開浮半表上胃土陰少意欲求食以濟其陽陽浮半表上不從午右闔脾土陽少不能蒸化穀食曰意欲食復不能食陽得

陰則明默然不明也陽失陰明曰常默然欲卧求其靜也陽得陰則靜半表上陽失陰靜曰欲卧不能卧陰得陽則運陽浮半表上不從午右闔半裏下陰失陽運曰欲行不能行美甘也陽無陰和陽氣往來浮於表裏半裏之陰偶得陽溫能化穀食曰飲食或有美時臭敗味也半裏下陰失陽溫不能化穀曰或有不欲聞食臭時

如往也似也陽氣往來浮於表裏陰陽氣液不交蒸子午為冬為夏其氣無寒無暑其形似寒無寒似熱無熱曰如寒無寒如熱無熱陽浮半表上無陰濟之以下降其火炎上則口苦半裏之陰得半表陽氣蒸運則小水清陽浮半表上不闔於午半裏之陰失陽氣蒸運則小水赤曰口苦小便赤諸别異之詞劇增也别異之藥不

能治此病之陽氣於子午得别異藥則增吐利如有神靈所使曰諸藥不能治得藥則劇吐利如有神靈者陽氣不交蒸子午為冬為夏其氣無寒無暑曰身形如和陽浮半表上不從午右闔半裏下脉道陽微陽浮半表上無陰和之其陽數曰其脉微數溺陰液也陽得陰則闔每於溺時陰液下利不上利浮半表上陽氣不能從

午右闔頭部之陰失其陽通曰每溺時頭痛者巳為陽之六數亥為陰之六數十數之具半表陽數得陰變於巳闔於午半裏陰數得陽變於亥開於子天生地成十數具陰陽氣液和利表裏矣曰六十日乃愈淅淅然者惡風狀也四字從口從八陽得陰不虛半表陰得陽不虛半裏如溺時頭不痛而惡風者此陰陽氣液虛於表

裏也得陰陽氣液口轉八方天生地成十數具則愈曰若溺時頭不痛淅淅然者四十日愈快急疾也眩亂也二偶數也陽得陰則靜而不亂如溺時陰液下出急疾半表上陽失陰靜而亂陽得陰偶闔於午藏於酉開於子明於卯天生地成十數具陰陽氣液和利表裏則愈曰若溺快然但頭眩者二十日愈預早也見露也或未

病而早露其形曰其證或未病而預見四五日卯辰時也出見也或病陽氣至卯辰時無陰土之液明於卯震動於辰而見其形者曰或病四五日而出二陰也偶數也十日卯時也或二陰偶陽藏於卯曰或二十日一太陽也月太陰也從半裏也或太陽陽氣先陰從子左開太陰陰氣不開陽浮半表上無陰化之陰居半裏下無

金匱指歸　百合狐惑陰陽毒篇卷之二　五

陽通之顯露其形者各隨其候治陰陽子午也曰或一月後見者各隨證治之

百合病發汗後者百合知母湯主之

發明也汗陰土液也從半裏也人身陰陽百脈一本一陽陽氣先陰從子左開陽浮半表上明陰土之液不和陽氣從午右闔還半裏下者取百合象形百脈一本主百合甘平微苦氣味固

半表上陽浮陰陽相交為知相生為母知母苦寒苦為火味寒為金氣藉火味以生土之陽藉天之金氣藏陽以生水之陰泉字篆形象陽氣入二陰中其水方生此取泉水之意也右先以水洗百合漬一宿當白沫出去其水別以泉水二升煎取一升二陰數也一陽數也象二陰偶一陽從午右闔別以泉水二升煎知母取一升

金匱指歸　百合狐惑陰陽毒卷之二　六

象二陰偶陽從子左開後合煎取一升五合分溫再服五土數也再一舉而二也象一陽陽氣合陰土之液從子左開分溫半表一陽舉二陰偶之從午右闔分溫半裏也曰百合病發汗後者百合知母湯主之

百合知母湯方

百合七枚擘　知母三兩

右先以水洗百合漬一宿當白沫出去其水別以泉水二升煎取一升去滓別以泉水二升煎知母取一升後合煎取一升五合分温再服

百合病下之後者百合滑石代赭湯主之

下降也之往也從半裏也一陽陽氣從陰從子左闔浮半表上無陰土之液和陽氣下降內闔於午從半裏下者主百合固半表上陽浮陽浮

半表上陰土氣滯以滑石甘寒色白體重入陰土中滑利其氣陽浮半表上不藏半裏下以代赭石苦寒色赤體重固陽氣從子更於左從午代於右右先煎百合如前法象二陰耦一陽闔於午也別以泉水二升煎滑石代赭取一升象二陰偶一陽開於子也去滓後合和重煎取一升五合分温再服象一陽陽氣合陰土之液從子左開分温半表也一陽舉二陰偶之從午右闔分温半裏也曰百合病下之後者百合滑石代赭主之

百合滑石代赭湯方

百合七枚擘　滑石三兩碎綿裹　代赭石如彈丸大一枚碎綿裹

右先煎百合如前法別以泉水二升煎滑石代赭取一升去滓後合和重煎取一升五合分温

再服

百合病吐之後者百合雞子湯主之

吐出也之往也從半裏也一陽陽氣從子從半表上半裏陰土之液不足半表陽土者主百合固半表上陽氣巽為雞為木黃土色也以雞子黃甘平氣味和木土之氣温潤半表上陽土也了畢也右先煎百合如前法畢內雞子黃

攪勻煎五分溫服。五，土數也。象陽數得陰和半裏下陰土也。

百合雞子湯方

百合七枚（擘）　雞子黃一枚

右先煎百合如前法了，內雞子黃，攪勻煎五分溫服。

百合病不經吐下發汗，病形如初者，百合地黃湯主

之。

經，南北也。吐，舒也。下，降也。發，明也。汗，陰土液也。十一陽陽氣先陰從子左開，病陽浮半表上，不南至北，陰液不舒，陽氣不右降明，陰土液少不和，陽氣從午右闔，從午右闔曰百合病不經吐下發汗。病形如始，陰土液少者，主百合甘平微苦，固半表上陽浮；地黃甘寒，益土之液，固陽藏土中半裏。陰得陽生，半表陽得陰固，陰陽氣液和於子午，曰病形如初者，百合地黃湯主之。右先煎百合如前法畢，象二陰偶陽，從午右闔；內地黃汁一升，煎取一升五合，溫分再服，象一陽合陰土之液，從子左開，一陽舉二陰，偶之中。病勿再服。大便，半表也。如漆，黑也。服藥後半表陽氣當從半裏以生，故曰大便當如漆。

百合地黃湯方

百合七枚（擘）　生地黃汁一升

右先煎百合如前法了，內地黃汁，煎取一升五合，溫分再服。中病勿更服。大便當如漆。

百合病一月不解，變成渴者，百合洗方主之。

一，太陽也。月，太陰也。解，開也。變，化也，通也。洗，洒足也。者未定字譌煮熱也餅并也合也太陽陽

氣先陰從子左開太陰陰液不開陽浮半表上
無陰液化之陰居半裏下無陽氣通之陽浮半
表無陰土之液上潤陽土之燥成為渴者以百
合一升水一斗漬之一宿以洗足足續也使陽
氣繼續半裏下洗已食熱湯餅合陽於裏鹹屬
水主降恐鹹味降之其水不合陽氣從子左升
勿以鹹豉也~~甲十七百合病一月不解變成渴者百~~

百合洗方

~~合洗方主之~~

百合一升以水一斗漬之一宿以洗身洗已食
煮餅勿以鹹豉也
一斗水不足以洗身想身字是足字譌明矣此
即內經云治上取下之法也

百合病渴不差者括樓牡蠣散主之
病陽氣先陰從子左開陽浮半表上無陰土之
液上潤陽土之燥渴不差者主括樓根酸甘化
陰啟脈中陰津上潤其燥牡蠣鹹平固陽氣下
降以生陰~~甲十四百合病渴不差者括樓牡蠣散主之~~

括樓牡蠣散方

括樓根　牡蠣熬等分

右為細末飲服方寸匕日三服

百合病變發熱者百合滑石散主之
病一陽陽氣先陰從子左開陽浮半表上無陰
緩之發熱變易也易半表上陽氣從午右闔發
揚半裏下者主百合甘平微苦氣味固半表上
陽氣闔午陽浮半表上陰土氣滯以滑石甘寒
體重入陰土滑利土氣右二味為散二陰數也

散布也。象二陰偶陽，布半裏陰也。飲服方寸匕，

日三服，當微利者止，服熱則除。三，三陽也。服行也。微，幽微處也。三陽陽氣行於半裏當幽微處之陰，利於半表。不發熱者止服，中百合病變發熱者，百合滑石散主之。

百合滑石散方

百合一兩炙　滑石三兩

右二味，為散，飲服方寸匕，日三服，當微利者止服，熱則除。

百合病見於陰者，以陽法救之；見於陽者，以陰法救之。見陽攻陰，復發其汗，此為逆；見陰攻陽，乃復下之，此亦為逆。

半裏下陰土之陰得陽則養，半表上陽土之陽得陰則養。見半裏下陰土陽少者，以淡味甘溫養陽法救護其陰，聞於子曰：百合病見於陰者，以陽法救之，見半表上陽土陰少者，以淡味苦寒養陰法救護其陽，闔於午曰：見於陽者，以陰法救之。攻，治也。復，再也。為，使也。逆，不順也。見半表上陽土陰少者，再以辛溫法發其汗，此使陽氣不闔於午、順於裏，曰：見陽攻陰，復發其汗，此為逆。下，降也。之，指半裏陰液也。見半裏下陰土液少者，如再降半裏陰液，此亦使陽氣不闔於午、順於裏，曰：見陰攻陽，乃復下之，此亦為逆。

狐惑之為病，狀如傷寒，默默欲眠，目不得閉，臥起不安，蝕於喉為惑，蝕於陰為狐，不欲飲食，惡聞食臭，其面目乍赤乍黑乍白。蝕於上部則聲嗄，甘草瀉心湯主之。蝕於下部則咽乾，苦參湯洗之。蝕於肛者，雄黃熏之。

狐疑也惑亂也人身陰陽二氣環抱表裏而相生半裏陰土得陽生則神志明而不疑半表陽土得陰生則神志定而不亂之為二字指陰居半裏下不得於陽神志不明而多疑陽浮半表上不得於陰神志不定而多亂曰狐惑之為病一陽陽氣先陰從子左開陽浮半表上無陰土陰液和陽氣闔午藏丣曰病狀如傷寒默默不明也欲貪愛也眠目合也閉闔也陽浮半表上不得於陰其神志不明其目愛闔曰默默欲眠陽不得陰其陽不闔於午其目欲闔而不得曰目不得閉陽浮半表上不闔於午陰居半裏下不開於子陰陽氣液不和表裏曰卧起不安蝕敗創也喉半裏上氣管也應天道主清降咽半表上食管也應地道主溫升陽浮半表上無地

道之陰上升和陽氣從半裏上氣管下降喉中有創陰居半裏下無天道之陽下降和陰液從半表上升咽中有創曰蝕於喉為惑蝕於咽為狐半裏陰土得陽溫自能蒸化穀食陰失陽溫陽土氣寒曰不欲飲食惡聞食臭面目屬半裏上也乍忽也赤陽氣也黑陰氣也陽浮半表半裏上陰氣過之其面目忽赤忽黑忽白曰其面目乍赤乍黑乍白上部半裏上氣管也嗄聲破也陽得陰和則氣管利而聲音亮陽失陰和則氣管有創而聲音破曰蝕於上部則聲嗄甘草瀉心湯主之陽浮半表上半裏下土味不足主甘草極甘培之陽浮半表上半裏下土冷氣寒以乾薑辛溫溫在下之陰以半夏辛平散結降半裏上水逆芩連苦寒堅金水表陰固陽闔午

陽浮半表上半裏下陰液不足以人參大棗多汁助土之液以和陽陽內固陰陽氣液轉運中土表裏上下相通狐𤀹惑亂之病自解右七味象陽數得陰復於七以水一斗一斗十升也象天生地成十數具煮取六升象陰數得陽變於六也去滓再煎取三升象一陽舉二陰偶之來復半裏也溫服一升日三服象一陽舉三陰偶

之來復半表也氣管近胃在咽管之上為上部咽管近肌在氣管之下為下部咽因地氣以溫潤咽管有創是地之陰液不能上升溫潤於咽人身肌表之陰陽上下相通以苦參苦寒氣味苦火味也寒冬氣也藉火味生土之陽堅肌表之陰藉冬氣生土之水固肌表之陽陽內固陰土溫洗之洗兩足也故以苦參煎湯去滓熏洗兩足日三不煎服恐苦寒氣味傷土之陰陽也曰蝕於下部則咽乾苦參湯洗之肛穀道也雄陽也黃土也土為陰得陽氣則土之陰運穀道有創者以雄黃之陽氣運土之濁陰曰蝕於肛者雄黃熏之

甘草瀉心湯方

甘草炙四兩　黃芩　乾薑　人參各三兩

半夏洗半升　黃連一兩　大棗十二枚擘

右七味以水一斗煮取六升去滓再煎取三升溫服一升日三服

苦參湯方

苦參一升以水一斗煎取七升去滓熏洗日三

雄黃熏法

雄黃一味為末筒瓦二枚合之燒向肛熏之

病者脈數無熱微煩默默但欲卧汗出初得之三四日目赤如鳩眼七八日目四背黑若能食者膿已成也赤豆當歸散主之

數急疾也熱陽氣也微無也陽無陰和其氣則疾陽無陰和其氣則煩病人病一陽陽氣先陰從子左開陽浮半表脈道中急疾無陽氣浮外發熱無陽氣浮外而煩曰病者脈數無熱微煩

默默不明也欲貪愛也陽得陰則明陽闢半表其液外出毛竅其陽不得於陰其神志不明但貪愛靜卧曰默默但欲卧汗出初始也之指半裏陰液也三四日寅卯時也赤火色也如往也鳩聚也眼指半裏上也七八日午未時也四背目四際也黑陰氣也始開之陽得陰則明得陰則明陽氣引達於寅明於卯陽氣上開於目失半裏陰氣清明火炎於上目色為之赤陽往半表半裏上失陰土之陰以明之目四際不明而黑曰初得之三四日目赤如鳩眼七八日目四背黑若能食者明無陽氣浮外發熱而煩祇有脈道中陽氣往來表裏急疾是半裏下陰液留滯不和其陽其液止而不行成膿也曰若能食者膿已成也赤小豆酸甘體重下行浸令芽

出曝乾易重從輕宣發陰土之液和脈道之陽當歸辛溫有汁主和陽氣藏於土中右二味杵為散漿水服方寸匕日三服二陰數也散者布也象二陰偶陽布土中陰液和表裏脈道也曰赤豆當歸散主之

赤豆當歸散方

赤小豆（三升浸令芽出曝乾）　當歸十兩

右二味杵為散漿水服方寸匕日三服

陽毒之為病面赤斑斑如錦紋咽喉痛吐膿血五日可治七日不可治升麻鱉甲湯主之

陽半表也毒害也面指半裏上也太陽得半裏下陰土之液從子左開其陽不偏半表而為害之為二字指陽開半表不得於陰偏而為害陽開半表陰不左行半裏上陰氣抑遏面顏映之

赤色雜斑斑形如錦紋曰陽毒之為病面赤斑斑如錦紋陰無陽不升陽無陰不降陽氣光陰從子左開半裏下陰液不能左升溫潤於咽半表上陽氣不能右降清利於喉陰液及血留滯半表半裏上肌絡之中不通而痛曰咽喉痛吐膿血五日辰時也七日午時也陰土之液得陽氣震動於辰其陽得陰可治於午曰五日可治

七日午時也

陰土之液不能得陽氣震動於辰其陽不治於午曰七日不可治升麻鱉甲湯主之升麻甘平能舉半裏下陰液上禁半表以和其陽鱉甲酸平斂半表上陽氣藏半裏下以生其陰陽氣偏害半表陰氣偏害半裏以雄黃蜀椒辛熱之陽氣化陰土濁陰陰得陽則生陽氣偏害半表陰液不足半裏以當歸辛溫汁濃甘草甘平味厚

益土之陰以配內藏之陽右六味以水四升煮取一升象陰數得陽變於亥環轉四方開於子也頓服一氣服下也老老陽也小半裏陰也再一舉而二也一氣服下象老陽來復半裏以生陰一陽舉得二陰偶之取陰土之液和利於表治陽於午曰頓服之老小再服取汗

陰毒之為病面目青身痛如被杖咽喉痛五日可治

七日不可治升麻鼈甲湯去雄黃蜀椒主之

陰半裏也青木氣也陽氣也之為指陰氣偏害半裏木氣不能外達半表曰陰毒之為病面目青陰氣偏害半裏陽氣不能屈伸表裏之陰不通而痛曰身痛如被杖陰氣偏害半裏陰土之液不足以上通咽喉曰咽喉痛五日辰時也陰土之液得陽氣震動於辰陰陽氣液可治於午曰五日可治陰土之液不能得陽氣震動於辰陰陽氣液不可治於午曰七日不可治升麻鼈甲湯去雄黃蜀椒主之陰氣偏害半裏陰土之液不足去雄黃蜀椒辛熱之陽以升麻鼈甲達木氣於左以當歸甘草味厚汁濃和左達之陽

升麻鼈甲湯方

升麻　當歸　甘草各二兩

蜀椒一兩炒出汗　鼈甲手掌大一片炙　雄黃半兩研

右六味以水四升煮取一升頓服之老小再服取汗

瘧病篇

師曰瘧脈自弦弦數者多熱弦遲者多寒弦小緊者下之差弦遲者可温之弦緊者可發汗鍼灸也浮大者可吐之弦數者風發也以飲食消息止之

瘧陵虐也弦不和也陽開於子陽得陰和其陽得陰不陵虐半表而發熱陽闔於午陰得陽温其陰得陽不陵虐半裏而惡寒表裏陰陽不相

和而自相陵虐曰瘧脈自弦多勝也熱陽氣也脈道之陽從子左開陽失陰和其陽偏勝半表而發熱曰弦數者多熱遲不足也陽氣偏勝半表煩而數其陽不足半裏半裏陰失陽温而惡寒曰弦遲者多寒小半裏也緊不舒也下指底下子時也差不齊也陽氣偏勝半表煩而數陰氣偏勝半裏不左舒者是陽氣不齊於子也曰

弦小緊者下之差陰得陽則生陽氣偏勝半表煩而數其陽不足半裏者可用甘温法温生底下之陰回還半表以和其陽曰弦遲者可温之陽氣偏勝半表陰氣偏勝半裏半裏之陰不左舒者可用辛温法發揚陰土之液外達半表以和其陽曰弦緊者可發汗鍼灸也灸灼也濇爲陽大則為虛吐舒也之指半裏下陰也陰得

陽不虛半裏機緘中陽氣虛可灼機緘温舒其陰曰鍼灸也浮大者可吐之風陽氣也發揚也陽氣煩數半表者是陰土之液不和陽氣發揚半表也曰弦數者風發也食入於陰長氣於陽消釋也止已也之指瘧字也陽氣發揚半表上若能食者是陽土中陰少陽多能分別水穀若不能食者是半裏陰土中陽少陽氣不能蒸

運半表土得陽土中氣寒不能分別水穀其治
法以能飲食不能飲食釋表裏陰陽偏勝之息
已其瘧曰以飲食消息止之

病瘧以月一日發當十五日愈設不差當月盡解如
其不差當云何師曰此結為癥瘕名曰瘧母急治之
宜鱉甲煎丸
以困也月太陰也一日太陽也子時也發揚也

當半也十數之具十為東西南北並中央
十數也日實也病瘧因太陰陰液不合太陽
氣從子左開發揚半表以和其陽陽氣不從半
本闔發揚半裏溫生其陰其治法主和陰陽氣
液丸實表裏轉運四方中央則愈由病瘧以月
一日發當十五日愈亟極也癥服中病也瘕假
也瘧愈也設不愈半木陰陰液半和陽氣極本

半則解曰設不差當月盡解如其不差云何此
陰土之液結右脇下不能假陽氣轉運半表曰
此結為癥瘕也明陰土之液失陽氣轉運
結右脇下成塊象懷子之形名曰瘧母其陰僻
處脇下將成痼疾不解之勢曰急治之宜鱉甲
煎丸其陰僻處脇下堅結成塊適鱉甲鼠婦䗪
蟲蜣螂四蟲得陰溼中之陽氣而化生能入僻

處內運堅結之陰以黃芩柴胡大黃牡丹半夏
瞿麥葶藶烏扇芍藥桃仁十藥氣味苦平外堅
金水表陰固其陽氣內疏陰土之陰達其木氣
其陰僻處脇下液難左行胃氣易於化燥以石
葦阿膠人參紫葳蜂窠五藥氣味甘寒和陽土
之陽其陰僻處脇下脾土之氣少溫以乾薑桂
枝厚樸赤硝辛溫氣味溫脾土之陰右二十三

味為末取煆竈下灰一斗清酒一斛五升浸灰
俟酒盡一半着鱉甲於中煮令泛爛如膠漆絞
取汁内諸藥末為丸如梧子大空心服七丸日
三服酒乃穀之精華釀成以清酒煮鱉甲如膠
漆使脈中氣血營内榮外不失生生氣化之機

鱉甲煎丸

鱉甲十二分炙 烏扇三分燒即射干 黄芩三分 柴胡六分

鼠婦三分熬 乾薑 大黄 桂枝 石葦去毛
厚樸 紫葳即凌霄 半夏 阿膠 芍藥
牡丹 䗪蟲各五分 葶藶 人參各一分 瞿麦二分
蜂窠四分炙 赤硝十二分 蜣蜋六分熬 桃仁二分
右二十三味為末取煆竈下灰一斗清酒一斛
五升浸灰俟酒盡一半着鱉甲於中煮令泛爛
如膠漆絞取汁内諸藥末為丸如梧子大空心

服七丸日三服

千金方用鱉甲十二片又有海藻三分大戟一
分無鼠婦赤硝二味

師曰陰氣孤絶陽氣獨發則熱而少氣煩寃手足熱
而欲嘔名曰癉瘧若但熱不寒者邪氣内藏於心外
舍分肉之間令人消爍肌肉

陰氣指半裏陰也陰無陽生謂之孤絶絶續也

陽氣指半表陽也陽無陰偶謂之獨發發揚也半
裏之陰無陽生其陰不繼續半表以偶其陽半
表之陽無陰偶之其陽獨揚半表不還半裏以
生其陰曰陰氣孤絶陽氣獨發少短也寃屈也
陽得陰助其氣長而不短其氣伸而不屈陽無
陰偶則短氣煩寃曰則熱而少氣煩寃手足應
乎表裏嘔氣逆也陽氣發揚於表不藏於裏其

陽無陰偶之以右降氣逆半表上而欲嘔曰手足熱而欲嘔名明也癉單也明單陽無陰其陽陵虐半表而發熱無寒名曰癉瘧熱夏氣也寒冬氣也邪偏也心土藏也舍居也分肉半表半裏之間也陽土得陰助則肉生陰土得陽温則肉生若但有陽氣外發為夏令不有陽氣内藏為冬令其陽偏勝於外不内藏於土外居半表

半裏之間陽土無陰生陰土無陽生肌肉消耗曰若但熱不寒者邪氣内藏於心外舍分肉之間令人消爍肌肉

温瘧者其脉如平身無寒但熱骨節煩疼時嘔白虎加桂枝湯主之

温陽氣也陽氣陵虐半表無陰偶之其脉當數陽氣陵虐半表其脉不數如平人此明陽氣偏勝肌中不偏勝脉中曰温瘧者其脉如平身可屈伸也陽氣屈伸陵虐肌中無肌表之陰失其陽温而惡寒但有肌中之陽失其陰固而發熱曰身無寒但熱骨屬陰主裏煩陽失陰和也陽氣陵虐肌中無陰和之而生煩肌裏骨節之陰無陽氣温之閉塞成冬而疼曰骨節煩疼陽氣陵虐肌中無陰偶之以内藏時時氣逆欲嘔曰

時嘔陽氣陵虐肌中無陰偶之以内藏主白虎湯肅天氣清降其陽加桂枝辛甘温氣味温通肌裏骨節之陰曰白虎加桂枝湯主之

白虎加桂枝湯方

知母六兩　石膏一斤　甘草二兩炙

粳米二合　桂枝三兩

右五味以水一斗煮米熟湯成去滓温服一升

日三、
瘧多寒者名曰牡瘧蜀漆散主之、
多勝也寒指半裏痰飲半裏陰失陽温也、牡陽
也陽氣偏勝半表痰飲偏勝半裏半裏陰失陽
温多惡寒者明痰飲偏勝半裏上阻陽氣內闔（注蜀漆散曰瘧多寒者名曰牡瘧蜀漆散主之）
午也以蜀漆辛平氣輕宣發半裏上痰涎雲母
甘平體重氣輕龍骨甘平體輕氣濇斂半表上

陽氣藏半裏下以生其陰散脾土陰液布半表
上以和其陽甲瘧多寒者名曰牡瘧蜀漆散主
之、

蜀漆散方

蜀漆洗去腥　雲母燒二日夜　龍骨

右三味杵為散未發前以漿水服半錢匕、

附外臺秘要三方、

牡蠣散方

牡蠣　麻黃各四兩　甘草二兩　蜀漆三兩

右四味以水八升先煮蜀漆麻黃去上沫得六
升內諸藥煮取二升温服一升若吐則勿更服
尤在涇按此係宋孫奇等所附蓋亦蜀漆散之
意而外攻之力較猛矣趙氏云牡蠣耎堅消結
麻黃非獨散寒且可發越陽氣使通於外結散
陽通其病自愈

愚按此瘧非蜀漆不能宣發半裏上痰涎從口
吐出非雲母龍骨不能斂半表上陽氣藏半裏
下以生陰土之陰牡蠣鹹平祇能軟堅不能斂
其陽氣麻黃甘草治陰土之水不能斂陽氣藏
半裏下生陰土之陰左行半表此痰飲偏勝半
裏上阻陽闔午非裹水腫病可比也如服此湯

反使脾土中真陰從毛竅泄出，致陽氣外亡，明者察之。

柴胡去半夏加栝樓湯

治瘧病發渴者，亦治勞瘧。

柴胡八兩　人參　黃芩　甘草各三兩
栝樓根四兩　生薑二兩　大棗十二枚擘

右七味，以水一斗二升，煮取六升，去滓，再煎取

三升，溫服一升，日三服。

此方是小柴胡湯加減法，若渴者去半夏，加栝樓根四兩，非外臺秘要方也。

柴胡桂薑湯　治瘧寒多微有熱，或但寒不熱，服一劑如神。

柴胡半斤　桂枝三兩　乾薑二兩　栝樓根四兩
黃芩三兩　甘草二兩炙　牡蠣二兩熬

右七味，以水一斗二升，煮取六升，去滓，再煎取三升，溫服一升，日三，初服微煩，復服汗出便愈。

此方是太陽篇中柴胡桂枝乾薑湯，非外臺秘要方也。

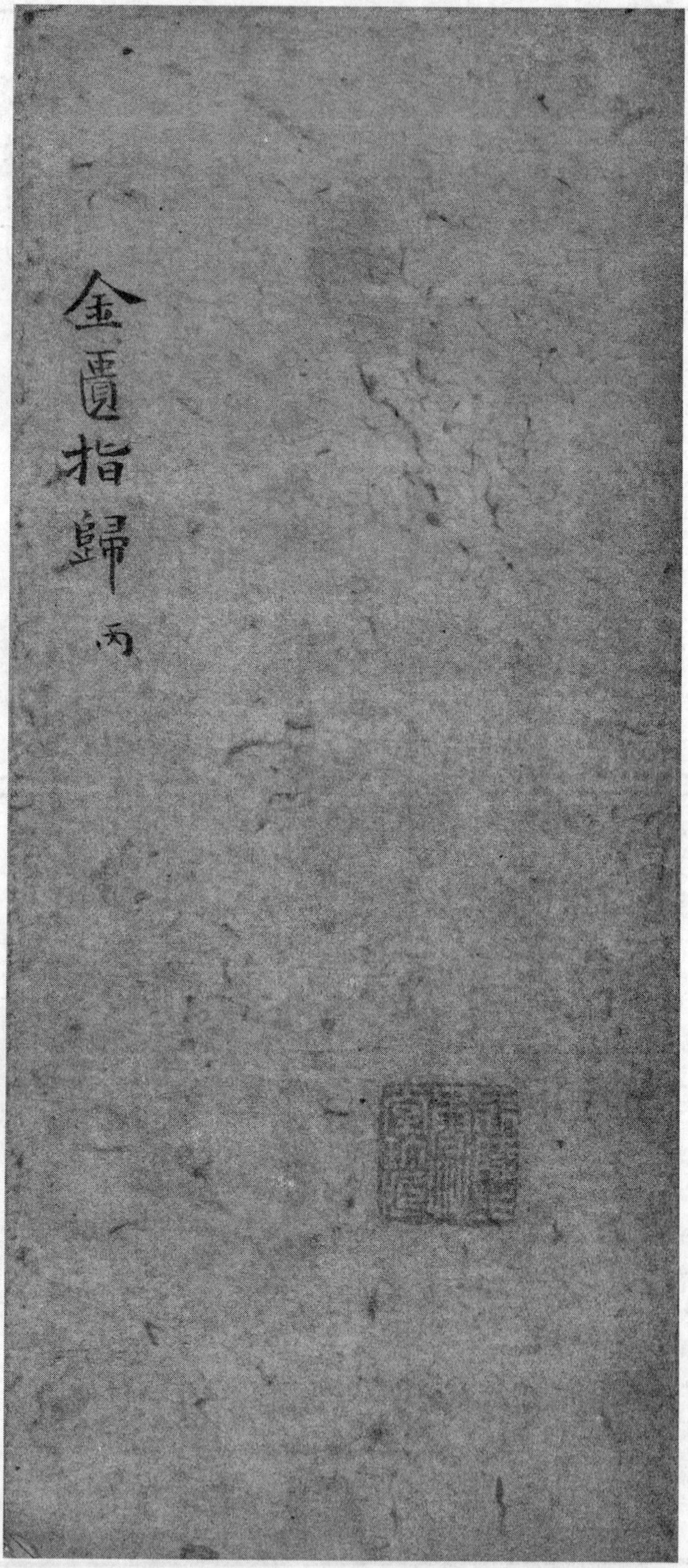
金匱指歸 丙

傷寒雜病論金匱指歸卷三

中風歷節篇

夫風之為病當半身不遂或但臂不遂者此為痹脉微而數中風使然

陽得陰助則彊於左陰得陽助則彊於右風陽氣也之為指陽氣不得陰助陰氣不得陽助陽不得陰助陽開於左無陰液和陽氣彊左半身

經絡則主左半身經絡不為人用陰闔於右無陽氣和陰液彊右半身經絡則主右半身經絡不為人用曰夫風之為病當半身不遂臂手之臂也痹塞也陽得陰固不浮陰得陽運不滯陽浮半表肢臂之陰塞而不通曰或但臂不遂者此為痹微細也數陽失陰和也陰得陽助不微半裏陽得陰和不數半表半裏之陰失其陽温而微半表之陽失其陰和而數此得陽氣微於裏數於表使半身不遂為痹之所以然也曰脉微而數中風使然

寸口脉浮而緊緊則為寒浮則為虛虛寒相摶邪在皮膚浮者血虛絡脉空虛賊邪不寫或左或右邪氣反緩正氣即急正氣引邪喎僻不遂邪在於絡肌膚不仁邪在於經即重不勝邪入於府即不識人邪入

於藏舌即難言口吐涎

寸口指半表上也浮陽浮也而因也緊不舒也半表脉道陽浮半裏之陰因失陽氣温舒則為寒曰寸口脉浮而緊緊則為寒浮陽浮半表也虛陽虛半裏也陽浮半表上不藏半裏下則為陰中陽虛曰浮則為虛摶至也邪偏也在居也皮膚指表裏皮膚也陽浮半表上陰虛半裏下

陰陽氣液不相至陰不至半表上其陽偏居半表不闔於午陽不至半裏下其陰偏居半裏不開於子曰虛寒相搏邪在皮膚血陰也絡環繞也陽得陰不虛半表上陰得陽不虛半裏下陽浮半表上失陰生之陰虛半裏下失陽生之陰陽不能環繞表裏絡脈中氣液空虛曰浮者血虛絡脈空虛賊虐也寫輸也除也陽無陰闔其

陽為虐偏於左陰無陽開其陰為虐偏於右陰無陽開則陰不從子左輸以除其偏曰賊邪不寫或左或右邪氣陰氣也緩遲緩也急廹也正氣陽氣也引進也喎口不正也僻偏也陰失陽運其陰氣反遲緩於下陽失陰和其陽氣即廹於上陽氣廹於上無陰液緩之前進半裏闔於午其陽為虐偏於左手足不為人用亦偏於左

其口喎斜反偏於右其陰為虐偏於右手足不為人用亦偏於右其口喎邪反偏於左曰邪氣反緩正氣即急正氣引邪喎僻不遂陰陽氣液由子左開循經絡外充肌肉皮膚痛癢皆知絡中氣液空虛不能外充肌肉則肌肉不仁曰邪在於絡肌膚不仁南北為經勝舉也陽浮半表上不能由南至北其體即重而不能舉曰邪在

於經即重不勝入逆也府軀殼也陽得陰則明陽氣外浮逆於軀殼肌表無陰和之其神即昏而不識人曰邪入於府即不識人藏裏也舌本有兩管上通於腦陽氣逆於藏裏舌本氣管失陽氣轉動舌即難言陽氣逆於藏裏半裏上之涎失陽氣轉運回還半表其涎從口吐出曰邪入於藏舌即難言口吐涎

人稟天地陰陽二氣而生長陰陽二氣包固體
中轉運表裏無一息停流豈能漏洩如外風能
由毛竅吹入陰陽二氣何能固之於裏而生長
不知風為木氣稟水氣以生故風鼓動兼涼兼
寒也人被風吹而有病是肌表中轉運之水偶
被寒氣凝肅不行肌表氣塞表之陰失其陽溫
而惡寒外衛之陽失其陰固而發熱經絡之陰

失其陽通而身疼頭痛氣道之水不行為痰為
涎阻礙氣道或欬或喘經云夫風之為此四字
謂人身陽氣外浮陽不得陰助不能強於左陰
不得陽助不能強於右故病當半身不遂非謂
外來之風由毛竅吹入於裏也侯氏黑散中用
礬石徐忠可云除溼解毒收濇心氣塞其空竅
庶幾舊風盡出新風不受且必為散酒服至六

十日止又常冷食使藥積腹中不下蓋漸浸心
不惡熱而惡寒其由陰寒可知若胷中之陽不
治風必不出故先以藥填塞胷中之空竅壯其
中氣而邪不內入勢必不消既曰陰寒何能冷
食又曰若胷中之陽不治風必不出先以藥填
塞胷中之空竅請觀胷中空竅填塞陰氣尤甚
胷中之陽何能自治中氣何能自壯再者食入

於胃所食之散亦入於胃其散之末何能至胷
中空竅處先生名重一時語多疑義可想醫道
之難也竊思礬味酸濇主收斂風陽氣也能斂
浮外之陽陰得陽其陰方能蒸運表裏不息如
常冷食使藥積腹中不下試思腹中所積之陰
無陽氣運化豈非使腹變為死腹耶腹中陰氣
不左行陽無陰固陽氣從之外脫侯氏黑散非

堵截外來之風之法也乃是固浮外之陽氣來復腹中毋使陽脫之法也易說卦坤其於地也為黑散布也外以礬石酸濇斂其陽浮內以辛温氣味布地中水氣和其陽以甘温氣味温土藏陽以苦寒氣味堅肌表之陰固其陽以甘寒多汁配內藏之陽此侯氏黑散之用意也方下十二句中既曰温酒何得冷食必非侯氏語也明者察之

侯氏黑散方

菊花四十分　白朮　防風各十分　桔梗八分
黄芩五分　細辛　乾薑　人參
茯苓　當歸　川芎　牡蠣
礬石　桂枝各三分

右十四味杵為散酒服方寸匕日一服初服二十日温酒調服禁一切魚肉大蒜常宜冷食六十日止即藥積腹中不下也熱食即下矣冷食自能助藥力

寸口脈遲而緩遲則為寒緩則為虛營緩則為亡血衛緩則為中風邪氣中經則身癢而癮疹心氣不足邪氣入中則胷滿而短氣

寸口半表也遲徐行也緩不足也寒陰氣也虛陽虛也陽氣徐行半表因陽氣不足半裏以生陰裏陰失陽彊則為寒陰不足半裏則不足半表以生陽表陽失陰彊則為虛曰寸口脈遲而緩遲則為寒緩則為虛亡血陰虛也陰得陽則彊營內之陰血不足半裏為半表陽氣不能內彊其陰而得半裏陰虛陽得陰則彊衛外之陽氣不足半表為半裏陰虛不能外彊其陽而得

半表陽浮曰營緩則為亡血衛緩則為中風邪
氣陰氣也陰氣得於經道其陰在皮中欲得發
揚求掻之而外揚肌表之水不能得陽氣外達
留於毛竅掻之則皮外小腫曰邪氣中經則身
癢而癮疹心氣陽也入逆也胷半裏上也滿悶
也短少也陽氣不足半表經道陰氣逆於經道
中半裏上陰失陽運則胷悶陰液陽氣不足半

表經道而少氣曰心氣不足邪氣入中則胷滿
而短氣

風引湯方

大黃　乾薑　龍骨各四兩　桂枝三兩
甘草　牡蠣各二兩　寒水石　滑石
赤石脂　白石脂　紫石英　石膏各六兩

右十二味杵麤篩以韋囊盛之取三指撮井花
水三升煮三沸温服一升治大人風引少小驚
癇瘈瘲日數發醫所不療除熱方
方下云治大人風引少小驚癇瘈瘲日數發醫
所不療除熱方觀此數語無恠乎後學謂諸病
皆屬火也經云治病求其本病本不知藥方切
[illegible]妄立

防己地黃湯治病如狂狀妄行獨語不休無寒熱其

脈浮

防己　甘草各一分　桂枝　防風各三分

右四味以酒一杯漬之絞取汁生地黃二斤㕮
咀蒸之如斗米飯久以銅器盛藥汁更絞地黃
汁和分再服
陽得陰則明病一陽陽氣外浮半表陽無陰和
其神志昏亂不明而如狂狀曰病如狂狀半表

無陰則陽妄半裏無陽則陰獨語者午也半表無陰半裏無陽其陽時時求其陰和交蒸於午曰妄行獨語不休寒陰氣也熱陽氣也無半裏陰氣還於半表以和其陽無半表陽氣還於半裏以生其陰曰無寒熱其脈浮三字指上文諸病之形狀無陰土陰液和陽氣交蒸於午還於半裏以防己苦平甘草甘平地黄甘寒益液固

金匱指歸　中風歷節篇　卷之三　十一

陽回還半裏以桂枝防風辛甘温氣味温通半裏經絡之陰回還半表地黄用二斤蒸之絞汁因陰土中陰液太少故多用藉酒氣辛熱使脈中氣血營內榮外不失表裏生生氣化之機

頭風摩散

大附子一枚　鹽等分

右二味為散沐了以方寸匕摩疾上令藥力行風陽氣也陽浮半表頭部之陰不通而痛以頭風摩散取附子辛熱温通頭部之陰以鹽味鹹寒固陽氣從頭部經道回還半裏

寸口脈沉而弱沉即主骨弱即主筋沉即為腎弱即為肝汗出入水中如水傷心歷節痛黄汗出故曰歷節

寸口半表也沉浮之對也弱不彊也骨核也筋

金匱指歸　中風歷節篇　卷之三　十二

力也腎生也肝木也半表脈不浮而沉因半裏之陽不彊曰寸口脈沉而弱半表脈不浮而沉即主根核陽少曰沉即主骨根核中陽少即主內中力少曰弱即主筋肉中力少即為腎中生陽少曰沉即為腎腎中生陽少即為木氣不左達曰弱即為肝汗陰土液也出生也水中謂水中有微陽之氣也微者隱處也陰土之液得陽

而生入於水中得隱處陽氣方能㘴運曰汗出
入水中傷損也心土藏也如水中陽損土藏氣
寒曰如水傷心歷謂徧及之也痛陰失陽通也
陰中陽少陰氣徧及骨節不通而痛曰歷節痛
黃土色也水液藏土中得陽氣薰運流通表裏
其汗出不黃水失陽氣流通表裏其汗出色黃
曰黃汗出黃汗留於骨節中故曰歷節

趺陽脈浮而滑滑則穀氣實浮則汗自出少陰脈浮
而弱弱則血不足浮則為風風血相搏即疼痛如掣
盛人脈濇小短氣自汗出歷節疼不可屈伸此皆飲
酒汗出當風所致

趺蹠同足背也足背屬半裏下浮陽浮也滑利
也半裏下脈道陽浮利外因陰氣不能固陽利
內曰趺陽脈浮而滑穀生也實充也虛之對也

半裏下脈道陽浮利外則生陽之氣充外虛內
曰滑則穀氣實半裏下脈道陽浮利外則陰土
之液亦從半裏下外出為汗曰浮則汗自出少
陰二字非指少陰經也謂陰土少陰也半裏下
陰土少陰半裏下陽失陰固而氣浮於外半裏
下陰失陽殭而弱於內曰少陰脈浮而弱半裏
下陽失陰固陰失陽殭而陰血不足於內曰弱
則血不足搏索持也浮則為陽氣浮陽浮半裏
下不內固於裏溫生其陰陽氣陰血相持半裏
下表裏陰氣閉塞成冬不通而疼痛如掣曰浮
則為風風血相搏即疼痛如掣半裏下陽得陰
固則陰利而陽殭壯盛之人脈當滑利而大其
脈濇而不滑小而不大是氣道之陽失陰氣內
固半裏下殭於半表陰氣徧及表裏骨節中閉

塞成冬而疼其疼不能屈伸壯盛之人證脉如
斯此係飲酒過多酒氣辛熱陰土之液得酒熱
之氣從毛竅外出為汗其汗出時值風涼之寒
氣外肅肌表陽浮氣道骨節中陰氣失其陽運
所致曰盛人脉濇小短氣自汗出歷節疼不可
屈伸此皆飲酒汗出當風所致

諸肢節疼痛身體尪羸脚腫如脫頭眩短氣溫溫欲

吐桂枝芍藥知母湯主之

諸於也肢節內應脾土尪羸瘦弱也人身肌肉
屬土土之陰得太陽大氣轉運表裏生化不息
則肌肉日豐於陽氣不能內運脾土之陰陰氣
閉塞成冬則疼痛土之陰失陽氣轉運表裏生
化有虧則肌肉日瘦曰諸肢節疼痛身體尪羸
脫離也腫從肉從重肉屬土土之氣重則壅壅
則腫壅之所以然者是太陽大氣不足以轉運
脾土之陰其脚腫若由離骨也曰脚腫如脫眩
亂也半表上陽得陰清頭不眩亂半表上陽得
陰助氣長不短陰居半裏下失陽氣轉運半表
上以清其陽陽居半表上無陰助之則頭眩短
氣曰頭眩短氣溫溫陽氣也欲之為言續也半
裏下脾土之陰失陽氣溫溫接續從子上吐曰

溫溫欲吐主桂枝芍藥知母湯肢節之陰不通
以桂枝辛溫溫表裏經絡之陰生薑辛溫化氣
橫行芍藥苦平直泄疏泄左右土氣陰盛於裏
陽氣不附子時而闢以附子大辛大熱溫水土
之陰闢元陽於子肢節中陰氣閉塞成冬以麻
黃苦溫開肢之陰防風甘溫助土之氣防閉陽
氣外泄白朮甘溫多汁助土之液配內藏之陽

陰陽相交為知相生為母陽居半表上陰居半裏下以知母苦寒固陽於裏生其陰右九味以水七升象陽數得陰變於九復於七煑取二升温服七合日三服象二陰偶陽復於七還於裏復於表也

桂枝芍藥知母湯方

桂枝四兩 芍藥三兩 甘草 麻黄

附子各二兩炮 白术 知母 防風各四兩

生薑五兩

右九味以水七升煑取二升温服七合日三服

味酸則傷筋筋傷則緩名曰泄鹹則傷骨骨傷則痿名曰枯枯泄相搏名曰斷泄營氣不通衛不獨行營衛俱微三焦無所御四屬斷絶身體羸瘦獨足腫大黄汗出脛冷假令發熱便為歷節也

酸木味也木喜條達木曲則作酸傷損也筋力也肉中之力氣之元也名明也泄洩同漏也木味還於右不達於左酸味上溢於口木味不達於左木氣曲而不直則損肉中之力肉中力損則氣之元陽不足於肉中此明陰無陽舉陰液漏下曰味酸則傷筋筋傷則緩名曰泄鹹水味也水潤下作鹹骨肉中核也痿痹也痹者卑下

也水潤下則損骨中之陽骨中陽損卑下之陰不通則痹此明卑下陰無陽通陰無陽生而枯曰鹹則傷骨骨傷則痿名曰枯斷絶也陰無陽生而枯陰無陽舉而漏陰陽相持表裏而絶陰液漏下無陽上舉曰枯泄相搏名曰斷泄營陰也衛陽也御主也四屬指四方維繫之陰陽也假令告戒也陰得陽則通陽得陰則行陰無陽

通陽無陰行表裏營陰衛陽俱微上中下三焦陽氣無所主四方維繫陰陽之氣絕而不續由是半裏陰無陽温陰無陽生陰無陽運陰土之液獨注於下不前進于中左運半表外達毛竅以和其陽告戒後學陽氣發揚半表不還半裏便使陰氣偏及骨節不通而痛曰營氣不通衛不獨行營衛俱微三焦無所御四屬斷絕身體

羸瘦獨足腫大黄汗出脛冷假令發熱便為歷節也

病歷節不可屈伸疼痛烏頭湯主之

病陽氣外浮陰氣偏及節中閉塞成冬不可屈伸疼痛烏頭湯主之（主烏訓師曰病歷節不可屈伸疼痛）純黑為烏黑水色也頭陽也象陽氣從水中生此烏頭命名之義也烏頭氣味較附子辛熱尤甚用五枚㕮咀以蜜二升煎取一升即出烏頭烏頭之陽性急蜜味甜而性緩取烏頭之汁入蜜中象陽氣從水中生緩緩行於土中也陰氣偏及節中故用五枚之多麻黄苦温開腠理肢節之陰芍藥苦平直泄疏泄半裏下土氣黄耆甘温培表裏土氣甘草甘平固陽氣還半裏下温生其陰右四味象陰陽氣液圍繞表裏分别八方以水三升煮取一升

象三陽復於一去滓内蜜煎中更煎之服七合象陽氣和緩陰液復於七陰陽相交為知不知謂陰陽氣液不交於子其疼痛不解者盡服之

烏頭湯方　亦治脚氣疼痛不可屈伸

麻黄　芍藥　黄耆　甘草各三兩炙

烏頭五枚㕮咀以蜜二升煎取一升即出烏頭

右四味以水三升煮取一升去滓内蜜煎中更

煎之服七合不知盡服之

礬石湯　治脚氣衝心

礬石二兩

右一味以漿水一斗五升煎三五沸浸脚良

脚脛也脛膝以下骨也膝以下屬半裏下心身之中也半裏下陰氣不從子時和陽氣左開反上衝半裏身之中取礬石味酸濇斂半表陽氣

從午時右闔用新淨黃土以水攪之取一斗五升入礬石煎三五沸浸脚良三五八數也象陰土之陰合陽氣從子左開正於八也

古今錄驗續命湯　治中風痱身體不能自收持口不能言冒昧不知痛處或拘急不得轉側

麻黃　桂枝　甘草　乾薑

石膏　當歸　人參各三兩　杏仁四十粒

川芎一兩五錢

右九味以水一斗煮取四升溫服一升當小汗薄覆脊憑几坐汗出則愈不汗更服無所禁勿當風并治但伏不得臥欬逆上氣面目浮腫

人身手足運動舌轉能言全賴陰陽二氣為之痱下也得陽氣浮半表上無陰液固陽氣還半裏下運動肌體關節之陰曰中風痱身體不能

自收持口不能言冒覆也陽覆半表上無陰氣固陽闔午向幽昧處去藏於卯曰冒昧陰陽相交為知半裏之陰不交於左半表之陽不交於右裏陰失其陽通其痛處忽在彼忽在此以手按摩痛處又不知所痛曰不知痛處或拘急不得轉側以麻黃苦溫開半裏下陰土之陰交於左桂枝辛溫溫表裏經道之陰甘草乾薑氣味

甘温温陰土之陰以藏陽杏仁苦温柔潤滑利
關節中陰滯當歸芎藭氣味辛温温運血中陰
滯人參甘寒多汁和內藏之陽右九味象陽數
得陰復於九以水一斗煮取四升象地天生成
十數圜繞八方温服一升當小汗象半裏陰土
之液合一陽陽氣開於子薄覆脊凭几坐藥服
下用薄棉衣覆其背令藥之氣味易於下行從
左上升陰土之液得和陽氣前進半表經道回
還半裏則愈不汗更服無所禁勿當風無所禁
者勿因不汗而勿服也并治但伏不得卧伏伏
藏也陽氣在上陰氣在下但求陽氣伏藏於下
而不得故外證不得卧欬逆上氣面目浮腫

千金三黄湯　治中風手足拘急百節疼痛煩熱心
亂惡寒經日不欲飲食

麻黄五分　獨活四分　細辛　黄耆各二分
黄芩三分
右五味以水六升煮取二升分温三服一服小
汗出二服大汗出心熱加大黄二分腹滿加枳
實一枚氣逆加人參三分悸加牡蠣三分渴加
栝樓根三分先有寒加附子一枚
得陽氣浮半表上不還半裏下手足之陰失其
陽温故拘急不舒身體百節之陰失其陽温閉
塞不通故疼痛陽浮半表上無陰和之故煩熱
心亂肌表之陰無陽温之故惡寒脾土之陰不
温胃土氣寒不熱故經日不欲飲食如此病勢
無甘寒多汁之藥何能和其陽無温通經道之
藥何能運轉其陽無甘温并行之藥何能温土
藏其陽又方下云一服小汗出二服大汗出心

熱加大黄腹滿加枳實氣逆加人參等語全不知病為何病風為何物人之壽命雖屬天數當此病時已經痛苦萬狀如此治法豈不令病者增其痛苦耶勸業醫者覩人之病當如己病也

近效朮附湯　治風虛頭重眩苦極不知食味煖肌補中益精氣

白朮一兩　附子一枚半炮去皮　甘草一兩炙

右三味剉每五錢匕薑五片棗一枚水盞半煎七分去滓温服

風陽氣也陽得陰助則強於表陽失陰助則虛於表曰風虛陽氣虛於表半裏上頭部之陰失陽氣温運重而不輕曰頭重陽得陰和則靜陽失陰和則眩曰眩極至也半表之陽苦無陰和不至於午半裏之陰苦無陽生不至於子曰苦極不知食味煖陽也肌土也使陰陽二氣和於中土則謂之補中陰土之陰得陽氣温生則謂之益精氣白朮甘温多汁益土中之液和半表之陽甘草大棗甘平氣味益土中之味以固其陽附子辛温益水中之陽生薑辛温化氣横行疏泄土中水氣

崔氏八味丸　治脚氣上入少腹不仁

熟地黄八兩　山茱萸　山藥各四兩　澤寫　牡丹皮　茯苓各三兩　桂　附子各一兩炮

右八味末之煉蜜和丸梧子大酒下十五丸日再服

脚脛也脛膝以下之骨也入逆也仁春氣也木氣也陽氣上逆半表上半裏下失春氣温生木之根核曰脚氣上入少腹不仁以地黄甘寒多

汁培土之液，山藥甘平培土之氣，牡丹皮辛寒，堅金水表陰固土之氣，山茱萸味酸斂陽氣還半裏下温生木之根核，澤寫茯苓淡甘舒通澤中水氣回還半表上，以和其陽，桂枝辛温温通表裏經道之陰，附子辛温温水土中元陽從子左開右，八味象陰數得陽正於八未之煉蜜和丸，丸員轉也，象陰陽氣液員轉表裏毋失其時

也。

千金越脾加朮湯　治肉極熱身體津脱腠理開汗大泄厲風氣，下焦脚弱。

麻黄六兩　石膏半斤　生薑二兩　甘草二兩　白朮四兩　大棗十五枚

右六味，以水六升先煮麻黄去上沫，内諸藥煮取三升分温三服，惡風加附子一枚炮。

肉，指陽土也，土極熱致身體陰津越外，腠理開汗大泄，此厲陽氣熱於陽土，不熱於陰土，下焦陽虚而脚弱，以麻黄六兩先煮，(千金越婢加朮四兩)重苦温氣味，使之下行，先温舒陰土之陰，以石膏半斤重辛寒氣味，堅金水表陰，固陽土之陽，火能生土，陽土極熱，土味不足於下，以甘草極甘培之，水越外以生薑辛温化氣横行疏泄腠理中水氣，毋使内停為瘡瘍，陰津越外不足於内，用大棗十五枚合白朮甘温多汁益陰土之液，配内藏之陽，右六味，以水六升象地支十二數，先煮麻黄去上沫，内諸藥，煮取三升分三服，象三陰三陽之數闔於午開於子也，如汗出多而惡風者加附子一枚，温水土中元陽。

血痹虛勞篇

問曰血痺之病從何得之師曰夫尊榮人骨弱肌膚盛重因疲勞汗出卧不時動摇加被微風遂得之但以脈自微濇在寸口關上小緊宜鍼引陽氣令脈和緊去則愈

血陰也痺閉塞不通也骨主裏肌膚主表夫陽氣尊榮於表其人裏弱表強曰夫尊榮人骨弱

肌膚盛重複也疲乏也勞火炎上也卧伏也陽氣重複半表陽乏半裏火炎於上肌土中陰液隨陽氣泄出為汗陽氣重複半表上伏藏不時動摇於外曰重因疲勞汗出卧不時動摇被表也風陽氣也陽氣重複半表上半裏下衰微之陽不足以運動其陰遂得陰氣閉塞不通之病曰加被微風遂得之陽得陰助不微半表上半

裏下陰氣閉塞不通半表上脈道中陽氣因自微寸口半表上也半表上陽土得陰助則滑利而不濇陽失陰利則濇在半表上曰濇在寸口關上半裏下也半裏下陰土得陽溫則氣舒而不緊陰失陽溫則緊在半裏下宜煖機鍼引半表上陽氣回還半裏下令半表上脈道中陽得陰助半裏下脈道中陰得陽溫曰關上小緊宜

鍼引陽氣令脈和緊去則愈

血痺陰陽俱微寸口關上微尺中小緊外證身體不仁如風痺狀黄耆五物湯主之

寸口關上指半表半裏也陰得陽溫不微半裏陽得陰助不微半表陰氣閉塞不通表裏陰陽俱微曰血痺陰陽俱微寸口關上微尺中指半裏下陰土之陰也外表也證明也身體不仁謂

肌膚痛癢不知也半裏下陰土之陰無陽氣溫舒半表表明陰陽氣液俱微於表裏肌膚痛癢不知如陽氣閉塞不行狀曰尺中小緊外證身體不仁如風痺狀黃耆桂枝五物湯主之主黃耆甘溫益表裏土氣桂枝辛甘溫通表裏經道之陰芍藥苦平疏泄表裏土氣生薑辛溫化氣橫行用六兩取其氣壯疏泄表裏土中水氣大

棗甘平味厚汁濃用十二枚培表裏土中陰液以和其陽右五味象陰陽氣液從中土生以水六升象陰數得陽變於六煮取二升溫服七合日三服象二陰偶陽來復於七間還表裏也

黃耆桂枝五物湯方

黃耆三兩　芍藥三兩　桂枝三兩　生薑六兩

大棗十二枚擘

右五味以水六升煮取二升溫服七合日三服

夫男子平人脈大為勞脈極虛亦為勞

半裏陰土得陽生謂之男子半表陽土得陰生謂之平人大則為虛勞火炎上也陽得陰生不虛半表火不炎上陰得陽生不虛半裏火亦不炎上陽不得陰生則虛半表而火炎上陰不得陽生則虛半裏而火亦為之炎上曰夫男子平

人脈大為勞脈極虛亦為勞

男子面色薄主渴及亡血卒喘悸脈浮者裏虛也

薄厚之對也半裏陰土得陽生面色厚而不薄陰土之陰失陽氣溫生則面色薄而不厚曰男子面色薄亡失也血液也半裏陰土之陰失陽氣溫生半表陽土之液即少曰主渴及亡血卒急也暴也喘悸氣不平也陰土得陽溫陽土得

陰和表裏機圓氣暢陰土失陽溫陽土失陰和
表裏氣機急而不平暴生喘悸曰卒喘悸半表
脈道陽無陰和而氣浮半裏脈道陰無陽溫而
氣虛曰脈浮者裏虛也
男子脈虛沉弦無寒熱短氣裏急小便不利面色白
時目瞑兼衄少腹滿此為勞使之然 勞之為病其
脈浮大手足煩春夏劇秋冬差陰寒精自出痠削不

能行 男子脈浮弱而濇為無子精氣清冷
沉陰也弦損也陰土失陽生半裏脈道中陽虛
陰損曰男子脈虛沉弦寒冬氣也熱夏氣也陰
土失陽生無秋冬陽氣內藏以養其陰無春夏
陰液溫升以養其陽曰無寒熱急迫也半表陽
土得陰養之其氣長而不短半裏陰土得陽養
之其氣舒而不迫半表陽失陰養半裏陰失陽

養曰短氣裏急陰土失陽生半裏陰液不利半上下
表上部榮於面曰小便不利面色白瞑合目也衄
鼻血也少腹屬半裏下也陰得陽則開陰失陽
開故時目合陽得陰則闔陽失陰闔陽絡不固
故鼻衄半裏下陰土失陽疏故少腹滿此為火
炎於上不藏於下使諸病之所以然也曰時目
瞑兼衄少腹滿此為勞使之然 火炎於上為

病其陽浮半表半裏上而大曰勞之為病其脈
浮大手足應乎表裏劇甚也差不齊也火炎於
上為病脾土陰液不能溫升半表養春夏之陽
其陽甚於外又無陰液固陽氣內藏半裏養秋
冬之陰齊於子曰手足煩春夏劇秋冬差痠痛
也削弱也火炎於上為病陰土氣寒陰精不能
內固於裏外充肌肉從半裏下精竅遺出肌體

痛弱不能行走。曰。陰寒精自出。痠削不能行。弱不強也。濇不滑也。陽得陰則強而滑。陰土失陽生半表之陽失陰氣強而滑為無半裏下陰液陽氣從子左開陰土精氣寒而不温。曰男子脈浮弱而濇為無子精氣清冷。

夫失精家少腹弦急陰頭寒目眩髮落脈極虛芤遲為清穀亡血失精脈得諸芤動微緊男子失精女子

夢交桂枝龍骨牡蠣湯主之

失遺也。弦損也。急迫也。陰頭腎莖之頭也。夫遺精家陰土中陽損陰迫於裏莖頭之陰失陽氣温養而寒。曰夫失精家少腹弦急陰頭寒。陽氣上開於目得陰液和之則靜而不眩。陰液和陽氣上榮於表則髮不落。陰土中陽損陰液不生陽氣上開無陰液靜養則目光眩亂無陰液和

陽氣上榮於表則髮落。曰目眩髮落。芤空也。遲緩也。清寒也。穀生也。亡失也。血液也。陽土得陰不空半表陰土得陽不空半裏脈中陽氣極於表不還半裏半裏下陰液空虛無陰液緩半表上陽氣回還半裏下為陰土寒生失液遺精。曰脈極虛芤遲為清穀亡血失精。諸之也。動靜之對也。緊堅也。陰液無陽生半裏脈中得之液空

氣靜幽微處陰堅男子遺精女子夢交。夢交二（主桂枝龍骨牡蠣湯）字謂陰土氣寒求陽氣內藏温疏其陰。曰脈得諸芤動微緊男子失精女子夢交桂枝龍骨牡蠣湯主之。桂枝辛温通表裏經道之陰。芍藥苦平疏泄表裏土氣。生薑辛温化氣橫行疏泄表裏絡道之陰陽浮半表土味不足半裏以甘草極甘培其土味。以大棗十二枚象地支十二數

取味厚汁濃資助土液合辛温氣味化其陰氣
環繞周身龍骨甘平體重氣濇斂半表上陽氣
藏半裏下以生其陰陽浮半表不還半裏陰土
陰堅取牡蠣鹹平以軟其堅右七味以水七升
象陽數得陰變於七煮取三升分温三服象三
陰三陽氣液環抱表裏也

桂枝龍骨牡蠣湯方

桂枝　芍藥　生薑各三兩　甘草二兩
大棗十二枚　龍骨　牡蠣各三兩
右七味以水七升煮取三升分温三服

天雄散方

天雄三兩炮　白朮八兩　桂枝六兩　龍骨三兩
右四味杵為散酒服半錢匕日三服不知稍增
之尤在涇按此疑後人所附為補陽攝陰之用
也

愚按此治女子夢交之經方非後人所附何也
女子得坤卦之陰無陽則陰無以生陰土久寒
求陽温之而得斯夢夢不明也以天雄(天附別名)味辛大
熱蒸水土之陰水土陰温陽氣來復象天開於
子陽得陰而神明以白朮甘温多汁培土之液
配來復之陽以桂枝辛甘温通表裏經道之陰

以龍骨甘平氣濇斂浮外之陽內藏於土右四
味杵為散酒服半錢匕日三服使陰陽氣液輸
布表裏也不知稍增之謂夢交病仍然稍加散
服之

男子平人脈虛弱細微者喜盜汗也　人年五六十
其病脈大者痺俠背行若腸鳴馬刀俠癭者皆為勞
得之脈沉小遲名脫氣其人疾行則喘喝手足逆

寒腹滿甚則溏泄食不消化也。脈弦而大弦則為減大則為芤減則為寒芤則為虛虛寒相搏此名為革婦人則半產漏下男子則亡血失精

半裏陰土得陽生謂之男子半表陽土得陰生謂之平人陰土得陽生氣液不虛半裏脈道陽土得陰生氣液不虛半表脈道陽浮半表陰液私利半裏上從毛竅泄出為汗表裏脈道中氣

液虛弱細微曰男子平人脈虛弱細微者喜盜汗也。人稟陰陽二氣而生應天干地支生長收藏之數陽土得陰則生長半表外榮枝葉陰土得陽則收藏半裏內養根核人年五六十陽氣藏卯不足戌亥中陰液生之亦不足其陽氣病浮半表少陰液流通半表經道俠背上行曰人年五六十其病脈大者痺俠背行腸暢也言通暢胃氣也馬指午時也刀指天之金氣也瘻頸瘤也若無半裏陰液柔通半表經道俠背上行胃土濁陰不能通暢下降故腸鳴無半裏陰液外和陽氣闔午天之金氣不能清和其陽頸筋氣液爍結為瘤諸病皆火炎半表上不藏半裏下而得之曰若腸鳴馬刀俠瘻者皆為勞得之沉裏也小微也遲緩也名明也半裏脈道

氣微而緩明半裏下脈道中脫離其陽曰脈沉小遲名脫氣喘喝氣急音塞也陰土中脫離其陽其人疾行則氣急音塞四肢逆冷曰其人疾行則喘喝手足逆寒陽氣不復半裏下陰土失其陽疏而腹滿滿甚陰液不復半表上則大便溏泄食入於陰長氣於陽陰土中衰微之陽不能蒸化穀食曰腹滿甚則溏泄食不消化也

減損也陰土陰液得陽生之不損半裏失其陽生則陰土陰液為之損曰脈弦而大弦則為減陽土陽氣得陰生之不虛半表失陰生之則陽土陽氣為之虛曰大則為芤陽損半裏則陰土陰氣為之寒曰減則為寒陰空半表則陽土陽氣為之虛曰芤則為虛搏至也陽虛半表陰寒半裏陰陽氣液不相至陰不至半表上陽氣不

闔於午陽不至半裏下陰液不開於子此明陰陽二氣作為改更表裏之理曰虛寒相搏此名為革婦人陰無陽生則半產漏下男子陽無陰生則失血遺精曰婦人則半產漏下男子則亡血失精

虛勞裏急悸衄腹中痛夢失精四肢痠疼手足煩熱咽乾口燥小建中湯主之

陰液虛半表而火炎於上陽氣虛半裏而水窖於下曰虛勞裏急陽浮半表陰無陽壯而心悸陽無陰固而鼻衄曰悸衄陽浮半表不來復半裏腹中陰失陽通曰腹中痛陽浮半表求陰濟之而不得其陽不明而遺精曰夢失精四四維也肢與支同四維支派之陰得陽氣溫通則不痠痛陽氣浮半表四維之陰失陽氣溫通曰四

肢痠疼手足應半表裏陽氣內藏於裏外不煩熱陽氣外浮於表無陰和之則煩熱曰手足煩熱咽屬半表上口屬半裏上咽與口因地之陰液以溫潤陽浮於表地之陰液不左行曰咽乾口燥小建中湯主之桂枝辛甘溫通表裏經道之陰生薑辛溫化氣橫行溫通表裏絡道之陰陽不內藏半裏下土氣不疏重用芍藥疏其土

氣陽不內藏，土味不足於中，以甘草極甘助土之味，以大棗膠飴之甘汁多味濃助土之液，配內藏之陽。右六味象陰數，得陽變於六，以水七升象陽數，得陰變於七。膠飴形怡怡然也，怡怡和悅貌。煮取三升，去滓，內膠飴，更上微火消解，象三陽陽氣內藏於土，陽得陰和，陰得陽溫，陰陽氣液和悅中土。溫服一升，象一陽陽氣外開

於子，日三服，象三陽陽氣內闔於午。

小建中湯方　見太陽篇四卷

虛勞裏急，諸不足，黃耆建中湯主之。

陰虛半表火炎於上，陽虛半裏水寒於下，諸氣液不足，曰虛勞裏急諸不足。黃耆建中湯主之。尤在涇云：急者緩之以甘，不足者補之以溫，而充虛塞空，則黃耆尤有專長也。

黃耆建中湯方，即小建中湯內加黃耆一兩半，餘依上法。

氣短胸滿者，加生薑；

半表上陽失陰濟則氣短，半裏上陰失陽運則氣悶。加生薑辛溫氣味，溫運半裏上之陰，從子左開，向還半表。

腹滿者，去棗，加茯苓一兩半，及療肺虛損不足，補氣

加半夏三兩。

陰虛半表火炎於上，陽虛半裏陰滯於下而腹滿者，去大棗味厚氣濃，加茯苓味淡氣輕通半裏陰土之陰。肺屬金，主天氣，天氣以清降為補，天氣清降不足，陽不內藏，地液不能溫升，加半夏三兩，取辛平氣味降天氣以固其陽。

虛勞腰痛，少腹拘急，小便不利者，八味腎氣丸主之。

陰虛半表火炎於上腰部之陰失陽氣温通而
痛少腹之陰失陽氣温運拘急不舒半裏之陰
不利半表者是陰土之陰不能得陽氣正於八
陽土之陽不能得陰液復於子曰虛勞腰痛少
腹拘急小便不利者八味腎氣丸主之

八味腎氣丸方解見中風歷節門

虛勞諸不足風氣百疾薯蕷丸主之

陰虛半表火炎於上諸氣液則不足曰虛勞諸
不足風陽氣也百從一從白白字篆文從入從
二風氣百疾四字指陽氣浮半表上不入二陰
中以生其陰曰風氣百疾薯蕷丸主之陰虛半
表火炎於上表裏氣液不足以薯蕷培表裏土
氣以甘草極甘培表裏土味以茯苓乾薑温通
陰土之陰以豆黃卷神曲甘温得蒸盦之氣疏

其土氣以杏仁甘温柔潤滑利關節之陰以桂
枝辛温通表裏經道之陰以防風甘温防閑陽
氣外泄於表以當歸芎藭地黃白芍調和絡道
中氣血以桔梗辛温柴胡苦平載氣血左升右
降以人參麥門冬白朮阿膠大棗多汁益表裏
土液以白斂苦甘微寒斂陽氣入二陰中右二
十一味末之象二陰偶一陽運行上下左右煉

蜜和丸如彈子大空腹酒服一丸一百丸為劑
劑齊也諸藥氣味藉酒力圓轉表裏榮養氣血
齊子午也

薯蕷丸方

薯蕷三十分　人參七分　白朮六分　茯苓五分
甘草二十八分　當歸十分　芍藥六分　芎藭六分
阿膠七分　乾薑三分　大棗百枚為膏　桔梗五分

杏仁六分桂枝十分防風六分神曲十分
柴胡五分白斂二分乾地黃十分
麥門冬六分豆黃卷十分
右二十一味末之煉蜜和丸如彈子大空腹酒
服一丸一百丸為劑

虛勞虛煩不得眠酸棗仁湯主之
陰虛半表火炎於上陽無陰和而煩目不得合

金匱指歸　血痹虛勞篇卷之三　十九

曰虛勞虛煩不得眠酸棗仁湯主之酸主斂仁
木氣也陽氣也斂半表上陽氣火炎於上無陰
和陽氣交於右以知母苦寒氣味固之以芎藭
氣香通巔頂百會之陰毋阻陽氣右降火炎於
上土味不足於下土氣不通以甘草極甘培之
茯苓淡甘通之右五味以水八升煮酸棗仁得
六升象土之陰得陽正於八變於六內諸藥煮
取三升分溫三服象三陰三陽氣液開於子闔
於午也

酸棗仁湯方
酸棗仁二升　甘草一兩　知母
茯苓各二兩　芎藭一兩
右五味以水八升煮酸棗仁得六升內諸藥煮
取三升分溫三服

金匱指歸　血痹虛勞篇卷之三　二十

五勞虛極羸瘦腹滿不能飲食食傷憂傷飲傷房室
傷飢傷勞傷經絡榮衛氣傷內有乾血肌膚甲錯兩
目黯黑緩中補虛大黃䗪蟲丸主之
五土數也陰土陰血得陽氣則生半裏陽土陽
氣得陰血則生半表火炎於上不藏於下陰土
陰血失其陽生陰血極虛半表陽土陽氣失其
陰生陽氣極虛半裏表裏陰陽五行氣血不相生肌

肉消耗曰五勞虛極羸瘦火炎於上不藏於下
陰土之氣不疏曰腹滿不能飲食食養生也食
為陰多食則陰盛於裏火炎於上不藏於下土
氣不疏陰血滯而不行陽氣內損曰食傷憂愁
也思也多愁思則火炎於上不藏於下土氣不
疏陰血滯而不行陽氣內損曰憂勞飲酒也多
飲酒則火炎於上不藏於下土氣不疏陰血滯

而不行陽氣內損曰飲傷房室指精內固也多
精氣外泄則火炎於上不藏於下土氣不疏陰
血滯而不行陽氣內損曰房室傷飢餓也多忍
餓則火炎於上不藏於下土氣不疏陰血滯而
不行陽氣內損曰飢傷勞勞力也多勞力則火
炎於上不藏於下土氣不疏陰血滯而不行陽
氣內損曰勞傷火炎於上不藏於下陰血滯而

不行經道中陽損不能圍繞表裏榮內衛外曰
經絡榮衛氣傷火炎於上不藏於下陰血不得
陽氣榮於外而乾於內肌膚不潤而燥於外曰
內有乾血肌膚甲錯火炎於上不藏於下陰血
滯而不行兩目眶色黑緩舒也中中土也土以
虛為補以法治之外緩半表上陽氣內舒中土
之陰中土陰舒虛而不實曰緩中補虛大黃䗪

蟲丸主之大黃色黃臭香得土之正氣正色合
芍藥桃仁散其血結使木達土疏䗪蟲水蛭二
蟲蠕動運陰絡中血滯乾漆辛温能破陰絡中
血堅蠐螬䗪蟲生陰溼中得陽氣而生化能接
續絡中陰血黃芩苦寒乾地黃甘寒固陽氣內
於中土以生其陰杏仁甘温柔潤滑利關節中
氣滯火炎於上土味不足於下以甘草極甘培

之右十二味象地支十二數末之煉蜜和丸如小豆大酒服五丸日三服五土數也三陽數也諸藥藉酒力運中土陰血營內榮外以固其陽也

大黃䗪蟲丸方

大黃十分蒸 黃芩二兩 甘草三兩 桃仁一升

杏仁一升 芍藥四兩 乾漆一兩炒令烟盡

乾地黃十兩 虻蟲一升去翅足熬 水蛭百枚熬

蠐螬百枚熬 䗪蟲半升熬

右十二味末之煉蜜和丸小豆大酒服五丸日三服

爾雅釋蟲蟦蠐螬註在糞土中者本草一名乳齊一名地蠶一名應條大者如足大指以背滾行身白嘴黑䗪蟲即土鼈蟲一名地鼈蟲出象

屎中者佳此蟲斷之自能接續本草云能接續筋骨

徐靈胎曰凡人身瘀血方滯尚有生氣者易治滯之久則無生氣而難治蓋血既滯陽氣全不相屬投之輕藥其血之滯仍然藥過峻反傷未敗之血故治之極難水蛭最喜食人之血而性又遲緩善入遲緩則生血不傷善入則堅積易破借其力以攻積久之血自有利而無害也

千金翼炙甘草湯治虛勞不足汗出而悶悸脉結悸行動如常不出百日危急者十一日死

甘草四兩炙 桂枝 生薑各三兩 麥門冬半升

麻仁半升 人參 阿膠各二兩 大棗三十枚

乾地黃一斤

右九味以酒七升水八升先煮八味取三升

去滓內膠消盡溫服一升日三服
足續也悶或作惛陰虛半表火炎於上不續於
下曰虛勞不足陰液外出肌表不和經道中陽
氣內闔半裏陽失陰清而神惛曰汗出而悶結
裏結也陰液外出肌表不和陽氣內闔半裏半
裏下脈道中陰氣裏結地之陰液不還於左和
陽氣更於右陽失陰靜而心悸曰脈結悸如斯

證象當知其陰亡而陽絕也
方解見太陽篇六卷
肘後獺肝散治冷勞又主鬼疰一門相染
獺肝一具炙乾末之水服方寸匕日三服
宋蘇頌云諸畜肝葉皆有定數獨獺肝一月一
葉十二月十二葉其間又有退葉用之須見形
乃可驗不爾多偽也

按此方治鬼疰可

金匱指歸 丁

傷寒雜病論金匱指歸卷之四

肺痿肺癰欬嗽上氣篇

問曰熱在上焦者因欬為肺痿肺痿之病從何得之師曰或從汗出或從嘔吐或從消渴小便利數或從便難又被快藥下利重亡津液故得之曰寸口脈數其人欬口中反有濁唾涎沫者何師曰為肺痿之病若口中辟辟燥欬即胸中隱隱痛脈反滑數此為肺癰欬吐膿血脈數虛者為肺痿數實者為肺癰

熱陽氣也上焦指半表上也因就也肺屬金主天氣痿從委委隨也萎也陽氣浮居半表上不闔午者就下亥水之陰欠藏欠生天之金氣隨陽不右行如斯尊上之水不右降阻礙氣道致欬界下之水不左升肌表不榮致形萎曰熱在上焦者因欬為肺痿天之金氣隨陽不右行尊

上之水不右降界下之水不左升從何得之曰（肺痿之病從何得之）或從陰土之液外出毛竅不和半表上脈道中陽氣闔午或從陰土之液逆半裏上嘔吐阻半表上陽氣闔午或從消渴飲水半裏水氣利下為尿而數不從子土和陽氣闔午或從陰液利右患少陽腑不潤糟粕難以下行反被快藥下之重複失其津液其故得半表上陽氣無陰闔午就下亥水之陰欠藏欠生曰或從汗出或從嘔吐或從消渴小便利數或從便難又被快藥下利重亡津液故得之寸口指半表上也數陽氣也口中謂口合也其人亥水欠藏阻礙氣道致欬水為陰半表土脈道中陽氣不闔於午而欬半裏上陰失陽運其陰化濁口合之反有腥濁涎沫者何此陽氣求合其口亦喜合口合之

陽與陰相激其腥沫從口唾出曰寸口脈數其人欬口中反有濁唾涎沫者何師曰為肺痿之病辟與闢通隱隱盛貌若口合求闢闢則燥欬此胸中有濁痰與血內拒口合之其陽氣逆右不降則燥欬其濁痰與血阻凝氣道不通則盛痛曰若口中辟辟燥欬即胸中隱隱痛癰壅也脈道中陽氣反滑數半表上此為濁痰與血壅塞曰脈反滑數此為肺癰欬吐膿血半表上脈道中陽無陰和而數半裏下陰無陽生而虛曰脈數虛者為肺痿半表上脈道中陽數半裏上胸中有濁痰與血實之曰數實者為肺癰

問曰病欬逆脈之何以知此為肺癰當有膿血吐之則死其脈何類師曰寸口脈微而數微則為風數則為熱微則汗出數則惡寒風中於衛呼氣不入熱過

於營吸而不出風傷皮毛熱傷血脈風舍於肺其人則欬口乾喘滿咽燥不渴多唾濁沫時時振寒熱之所過血為之凝滯蓄結癰膿吐如米粥始萌可救膿成則死

脈之指半表上脈中陽氣也當主也有質也吐之指半表上陽氣從午右吐也病陽氣浮半表上亥水之陰欠藏阻礙氣道欬逆半表上脈中陽無陰和半裏上亥水之陰欠藏其水久壅成膿其血壅滯為瘀主質膿與血阻陽氣從午右吐以生陰立之陰半表上陽無陰和半裏下陰無陽生其陽氣則散而不聚問曰病欬逆脈之何以知此為肺癰當有膿血吐之則死類狀也寸口半表上也微無也數陽無陰和也半表上脈中狀陽無陰和而數曰其脈何類寸口脈微而數

風陽氣也無陰和陽氣闔午則為陽氣數半表上曰微則為風陽氣數半表上無陰和之則為熱曰數則為熱陰得陽運則內榮於裏陽氣數半表上無陽運陰內榮於裏陰液隨陽氣外泄毛竅為汗曰微則汗出陽得陰助則外衛於表陽氣數半表上無陰助陽外衛於表則惡寒曰數則惡寒入逆也陽得陰助外衛於表呼出之

氣不逆曰風中於衛呼氣不入過失也出進也陽失陰助內榮於裏吸入之氣不前進曰熱過於營吸而不出血為陰陰得陽則生陽數半表上不前進半裏陰液不生外損皮毛內損血脈曰風傷皮毛熱傷血脈舍居也肺主天氣為表陽氣居半表上不居半裏下其人亥水之陰不藏阻礙氣道則欬陽氣居半表上不居半裏下

陰土陰液無陽氣土蒸於口則口乾陽氣居半表上不居半裏下陰土之氣不疏則喘滿曰風舍於肺其人則欬口乾喘滿咽因地氣以溫潤陽數半表上無陰土陰液左轉土潤於咽則咽燥陽數半表上亥水之陰不藏居半裏上則口不渴曰咽燥不渴多勝也振發也陽數半表上亥水之陰居半裏上陰失陽運而化濁證口唾

濁沫陰勝於裏陰失陽溫證時時發寒曰多唾濁沫時時振寒陽數半表上所陽失陰和陰居半裏上所陰失陽運陰液及血為之凝滯蓄結之陰壅塞成膿其膿吐出如米粥形曰熱之所過血為之凝滯蓄結癰膿吐如米粥陰液及血始壅塞者可以救藥久壅膿成血敗則死曰始萌可救膿成則死

上氣面浮腫肩息其脉浮大不治又加利尤甚上
氣喘而躁者此為肺脹欲作風水發汗則愈
上半表上也面屬半裏上也半表上陽氣不闔
於午半裏上肌肉中陰氣逆而不降面部肌浮
曰上氣面浮腫陽氣不闔於午其氣升而不降
外證擡肩曰肩息加上也尤從乙乙屈也脉道
中陽氣浮半表上不治於午陽氣上利半表屈

而不降曰其脉浮大不治又加利尤甚 躁疾
也風陽氣也水陰氣也發起也汗陰土水氣也
半表上陽氣不闔於午半裏上氣道中陰氣逆
而不降其氣喘從半裏上口出喘而疾者此為
天氣不清水氣不從子左長甲上氣喘而躁者
此為肺脹陽與陰相激半表半裏上起陰土水
氣從子左開外達半表固陽氣從午右闔使陰

陽二氣和於表裏上下則愈曰欲作風水發汗
則愈
肺痿吐涎沫而不欬者其人不渴必遺尿小便數所
以然者以上虛不能制下故也此為肺中冷必眩多
涎唾甘草乾薑湯以溫之若服湯已渴者屬消渴
陽浮半表上天之金氣隨陽不右行半裏上陰
失陽溫水之陰留於胸鬲肌脉中不阻礙氣道

口多濁涎不欬曰肺痿吐涎沫而不欬者水之
陰留於胸鬲肌脉中陰失陽化曰其人不渴必
表識也表識半裏水之陰不利於左頻數於右
必遺尿小便數制正也所以然之理因半表上
陽失陰固而氣虛半裏下陰失陽運而遺尿其
陰不能得陽正於八因所以然者以上虛不能
制下故也陽浮半表上天之金氣隨陽氣不右

行半裏上陰失陽温。曰此為肺中冷。陽浮半表上。表識半裏陰液不利於左。陽失陰靜。其頭為之眩。曰必眩。陽浮半表上。半裏上陰失陽温。水之陰留於胸膈肌脈中。不阻礙氣道。口多濁涎不欬。曰多涎唾。陽浮半表上。天之金氣隨陽氣不右行半裏下。土味陽氣皆不足。以甘草乾薑甘温氣味温土藏陽。曰甘草乾薑湯以温之。若

服甘草乾薑湯已渴者。屬半裏下陰土不温不踈。曰所飲之水由胃之津門藥出趨於下。其水不得陰土中陽氣蒸運於左。從半裏下為尿消去半表上陽土乾燥不潤而渴。曰若服湯已渴者屬消渴。

甘草乾薑湯方

甘草四兩炙　乾薑二兩

右㕮咀。以水三升煮取一升五合。去滓分温再服。

欬而上氣。喉中水雞聲。射干麻黃湯主之。

而因辭亥水欠藏。因半表上陽浮。不闔於午。曰欬而上氣。水為陰。陽與陰相激半表半裏上。氣道之間呼吸作聲如水雞。曰喉中水雞聲。射干麻黃湯主之。水之陰干礙氣道。阻陽氣闔午。以

射干苦寒氣味。固陽闔午。開氣道之陰。以麻黃苦温。細辛辛温。温運肌土脈絡中水氣。生薑辛温化氣。橫行通表裏絡道之陰。半夏辛平降半裏上水逆。紫菀苦温。款冬花辛温。温肺脾之陰陽與陰相激半表半裏上。陰土中液少。以大棗甘平多汁助土之液。配內藏之陽。五味子酸温斂陽藏於土中。復於子。使五行五味轉運表裏

不失生生氣化之機右九味象陽數極於九以水一斗二升象地支十二數先煮麻黃兩沸象兩陰耦陽去上沫內諸藥煮取三升象一陽藏於土中以生二陰分温三服象一陽得陰開於子二陽得陰明於卯三陽得陰闔於午也

射干麻黃湯方

射干 三兩 麻黃 生薑 各四兩 細辛

款冬花 紫菀 各三兩 大棗 七枚擘 半夏

五味子 各半升

右九味以水一斗二升先煮麻黃兩沸去上沫內諸藥煮取三升分温三服

欬逆上氣時時吐濁但坐不得眠皂莢丸主之

濁濁沫也眠合目也亥水逆半裏上阻陽氣闔午其水之陰失其陽運而化濁時時口吐濁沫濁沫逆半裏上陽逆半表上但坐不能卧目不得合曰欬逆上氣時時吐濁但坐不得眠皂莢丸主之注皂莢丸皂莢辛温性急能散氣道中濁沫濁逆半裏上陽逆半表上脾土陰液不生胃土陰液漸少無陰和陽飲以棗膏助胃土陰液固其陽也

皂莢丸方

皂莢 八兩刮去皮酥炙

右一味末之蜜丸梧子大以棗膏和湯服三丸日三夜一服

欬而脈浮者厚樸麻黃湯主之欬而脈沉者澤漆湯主之

陽得陰不浮亥水之陰欠藏逆半裏上氣道致欬陽居半表上因無陰固而氣浮曰欬而脈浮注厚朴麻黄湯

者厚樸麻黃湯主之。陽浮半表上不至半裏下，內運其陰，主厚樸、麻黃苦温氣味，舒展半裏陰土之陰，外開半表以和其陽；石膏、小麥甘寒氣味，固半表上脈道中陽氣，內闔半裏，温生其陰；半夏辛平，降半裏逆上之水；細辛辛温，入幽微處開通水氣；乾薑辛温，守而不走，温陰土之陰以守其陽；杏仁甘温柔潤，滑利表裏氣機；五味

子酸温，斂陽氣藏於土中，合陰液開於子。右九味，象陽數極於九；以水一斗二升，象地支十二數；小麥曰來，先煮小麥熟，去滓，取甘寒氣味固半表上陽氣來半裏下也；內諸藥，煮取三升，象三陽陽氣伏藏土中；温服一升，日三服，象一陽得陰開於子，二陽得陰明於卯，三陽得陰闔於午也。陰得陽不沉，陰失陽温，陰沉半裏下不至

半表上外固其陽，水逆半裏上，氣道致欬，曰欬而脈沉者，澤漆湯主之。澤漆氣味苦寒，三，陽數也；五，土數也。用澤漆三升，以東流水五斗，象陽數得苦寒氣味固之，從陰土中東行；煮取一斗五升，象地天生成十數，轉運土中不息；合黃芩苦寒氣味，固陽於裏，生澤中水陰；紫菀苦温，温肺金之陰；半夏辛平、白前辛甘，降半裏逆上水

氣；生薑辛温，化氣橫行，疏泄表裏土氣；桂枝辛温，温通表裏經道之陰；甘草甘平、人參甘寒，助土之液，和內藏之陽。右九味，㕮咀，內澤漆湯中，煮取五升，象陰陽氣液環抱土中；温服五合，至夜盡，象陽氣從土中合陰液開於子也。

厚樸麻黃湯方

厚樸五兩　麻黃四兩　石膏如雞子大　杏仁半升

半夏半升　乾薑　細辛各二兩　小麥一升
五味子半升
右九味，以水一斗二升，先煮小麥熟，去滓，內諸藥，煮取三升，温服一升，日三服。

澤漆湯方

半夏半升　紫菀　生薑　白前各五兩
甘草　黄芩　人參　桂枝各三兩

澤漆三升，以東流水五斗，煮取一斗五升

右九味，㕮咀，內澤漆湯中，煮取五升，温服五合，至夜盡。

陳修園云：紫參一本作紫菀，查本草綱目有紫參一條，曰：氣味苦寒，徧考藥鋪中人，皆不知紫參是何物也，愚從菀解，不從參解。

火逆上氣，咽喉不利，止逆下氣，麥門冬湯主之。

陽逆半表上，無陰土陰液固陽闔午，謂之火逆。曰火逆上氣，咽，因地液温通，喉，候天氣清降，火逆半表上，地液不能温通於咽，天氣不能清利於喉，曰咽喉不利，止半表上火逆下降其氣，法麥門冬湯主之。麥門冬甘平多液，人參甘寒多液，二味益半表上胃土氣液，固陽闔午，陰土陰液得陽則生，火逆半表上，土味陰液不足半裏

下，以甘草粳米大棗味厚汁濃，培陰土氣液，配內藏之陽，以半夏辛平散結，降其逆氣，右六味，象半表上陽氣得陰固之，回還於巳，以水一斗二升，象地支十二數，煮取六升，象半裏下陰氣得陽生之變於亥，温服一升，日三夜一服，象一陽得二陰耦之，從子左開半表也。

麥門冬湯方

麥門冬七升 半夏一升 人參 甘草各二兩

粳米三合 大棗十二枚擘

右六味以水一斗二升煮取六升溫服一升日

三夜一服

肺癰喘不得卧葶藶大棗瀉肺湯主之

天氣壅塞不右降脾土水氣不左行表裏氣道

燥而不潤其氣喘從口出喘不得寢息曰肺癰

喘不得卧葶藶大棗瀉肺湯主之葶藶實成盛

夏甘寒滑潤能入土中通利水道氣滯天氣壅

塞不右降脾土水氣不左行表裏氣道燥而不

潤以大棗十二枚合地支之數取汁厚氣濃環

抱表裏以固其陽右先以水三升煮棗取二升

象陽數得陰耦之去棗內葶藶煮取一升頓服

取一氣服下速開其壅塞行其水和其陽也

葶藶大棗瀉肺湯方

葶藶熬令黃色搗丸如雞子大 大棗十二枚擘

右先以水三升煮棗取二升去棗內葶藶煮取

一升頓服

欬而胸滿振寒脉數咽乾不渴時出濁唾腥臭久久

吐膿如米粥者為肺癰桔梗湯主之

胸半裏上也振發也半裏上水氣失其陽運阻

礙氣道欬逆胸悶發寒曰欬而胸滿振寒數陽

失陰和也亥水欠藏半表上脉道中陽無陰和

而數曰脉數咽因地液上潤亥水欠藏無地之

陰液從左上潤於咽故咽乾半裏上陰失陽化

故不渴曰咽乾不渴半裏上陰失陽運而濁化

時吐濁涎腥沫曰時出濁涎腥臭陽氣久浮半

表上不闔於午陰液久居半裏上不開於子其

液化濁如米粥稠黏者，天氣為之壅塞不降，以桔梗一兩，味辛氣溫，開半裏上天氣壅塞，陽氣久浮半表上，無土氣陰液和之固之，以甘草二兩，極甘氣味，助半表上土氣，秋陽固陽，從午右闔運半裏上濁陰，曰：久久吐膿如米粥者，為肺癰，桔梗湯主之。右以水三升，煮取一升，象三陽陽數從子左開，復為一也，分溫再服，再，一舉而

二也，象一陽舉得二陰耦之，半裏上陰得陽運而濁痰膿血則從口吐出也。

桔梗湯方

桔梗一兩　甘草二兩

右以水三升，煮取一升，分溫再服，則吐膿血也。

欬而上氣，此為肺脹，其人喘，目如脫狀，脈浮大者，越婢加半夏湯主之。

上氣，指半表上陽氣外浮也。亥水之陰欠藏，而半表上陽氣外浮，不從午右闔，彼半表上陽氣不從午右闔，此使天氣不從子左長，其人氣壅於上而喘，目睛外突如脫狀，曰：欬而上氣，此為肺脹，其人喘，目如脫狀，脈道中陽氣浮半表上不從午右闔者，則卑下之陰不從子左開，取麻黃六兩，苦溫氣味，越卑下之陰，外開半表以和

其陽，取石膏半斤，辛寒氣味，固尊上之陽內闔半裏，以溫其陰，取生薑三兩，化氣橫行，疏泄表裏脈道之陰，加半夏，降半裏上氣逆陽浮半表上，土味陰液不足表裏，取大棗十二枚，甘草二兩，味厚汁濃，益表裏土氣陰液，和陽氣藏於土中，轉運左右上下不息，曰：脈浮大者，越婢加半夏湯主之。右六味，以水六升，先煮麻黃，去上沫

象半表陽數得陰還於巳半裏陰數得陽變於
亥內諸藥煮取三升象二陰耦陽回還半裏分
温三服象一陽生二陰來復半表也

越婢加半夏湯方

麻黃六兩 石膏半斤 生薑三兩 大棗十二枚擘
甘草二兩 半夏半升

右六味以水六升先煮麻黃去上沫內諸藥煮

取三升分温三服

肺脹欬而上氣煩躁而喘脈浮者心下有水小青龍
加石膏湯主之

天氣不從子左行亥水之陰不從子左行因半
表上陽氣外浮不闔於午曰肺脹欬而上氣陽
浮半表上無陰和之而煩陰居半裏下無陽温
之而躁其氣不下降喘從口出而喘曰煩躁而
喘心下脾土也脈道中陽浮半表上脾土中水
氣內停曰脈浮者心下有水小青龍加石膏湯
主之小半裏也龍指陽氣也陽浮半表上不闔
於午半裏下陰土不温水氣不左行以麻黃苦
温開陰土水氣桂枝辛温通表裏經道之陰半
夏辛平降逆上水氣芍藥苦平疏泄表裏土氣
細辛辛温通表裏脈絡中幽微處之陰乾薑辛

温守而不走温半裏下土氣以藏陽陽浮半表
上土味不足半裏下以甘草極甘培之五味子
酸濕斂半表上陽氣復於子加石膏辛寒氣味
固半表上陽氣闔午右九味象陽數極於九以
水一斗先煮麻黃去上沫象地天生成十數內
諸藥煮取三升強人服一升象三陽陽數藏於
土中合陰土之液外開於子羸者減之日三服

象一陽二陰環抱表裏也、

小青龍加石膏湯方

麻黄　芍藥　桂枝　細辛

乾薑　甘草各三兩　石膏二兩　五味子

半夏各半升法透

右九味以水一斗先煮麻黄去上沫内諸藥煮、取三升、強人服一升、羸者減之日三服小兒服

四合、

附方

外臺炙甘草湯治肺痿涎唾多心中温温液液者方見虚勞

千金甘草湯

甘草一味以水三升煮減半分温三服、

千金生薑甘草湯治肺痿欬唾涎沫不止咽燥而渴、

生薑五兩　人參三兩　甘草四兩　大棗十五枚

右四味以水七升煮取三升分温三服、

千金桂枝去芍藥加皁莢湯治肺痿吐涎沫、

桂枝　生薑各三兩　甘草二兩　大棗十二枚擘

皁莢一枚去皮子炙焦

右五味以水七升微火煮取三升分温三服、

尤在涇云、已上諸方俱用辛甘温藥以肺既枯痿非滋潤可滋者必生氣以致其津蓋津生於氣氣至則津亦至也又方下俱云吐涎沫多不止則非無津液也乃有津液而不能收攝分布也故非辛甘温藥不可加皁莢者兼有濁痰也半裏之陰得陽氣温之則生半表之陽得陰液固之則生平人陰陽二氣往來表裏五行相生

不失其常病陽浮半表上不闔於午就下亥水之陰欠藏欠生天氣隨之不右行如此尊上之水不右降阻礙氣道致欬卑下之水不左行肌表不榮致形痿此名肺痿非肺藏枯痿也見病知源及治法非熟讀 仲聖方論不可已上諸方恐不能治肺痿病愚亦依前輩書錄出俟明眼裁正

外臺桔梗白散治欬而胸滿振寒脈數咽乾不渴時出濁唾腥臭久久吐膿如米粥者為肺癰

桔梗 貝母各三兩 巴豆一分去皮熬研如脂

右三味為散強人飲服半錢匕羸者減之病在膈上者吐膿在膈下者瀉出若下多不止飲冷水一杯則定

千金葦莖湯治欬有微熱煩滿胸中甲錯是為肺癰

葦莖二升 薏苡仁半升 桃仁五十粒 瓜瓣半升

右四味以水一斗先煮葦莖得五升去滓內諸藥煮取二升服一升再服當吐如膿

尤在涇云此方具下熱散結通瘀之力而重不傷峻緩不傷懈可以補桔梗湯桔梗白散二方

之偏亦良法也

桔梗湯治肺癰毫無偏處明者察之

葶藶大棗瀉肺湯治肺癰胸滿脹一身面目浮腫鼻塞清涕出不聞香臭酸辛欬逆上氣喘鳴迫塞方見上三日一劑可至三四劑先服小青龍湯一劑乃進

尤在涇云此方原治肺癰喘不得卧此兼面浮腫鼻塞清涕則肺有表邪宜散故先服小青龍

湯一劑乃進。
面目浮腫鼻塞清涕此水氣壅於上陰液不能循半裏脈道下行非肺藏有表邪也凡於水氣壅塞半裏上喘不得卧以此方治與肺脹病勿混。

奔豚篇

師曰病有奔豚有吐膿有驚怖有火邪此四部病皆從驚發得之。

豚從豕亥古作豕病得陽氣被亥水之陰捍格不能從子左開其水陰輿起由半裏下奔半裏上阻陽闔午曰病有奔豚膿釀也汁釀厚也病得陽氣被亥水之陰捍格不能從子左吐陰失陽運水液釀厚滯而難行陽無陰濟不闔於午曰有吐膿驚馬駭也馬生於午得午時之陽氣生亥水之陰上濟其陽獨居於上則神志驚惶曰有驚怖陽無陰濟偏害於午謂之火邪曰有火邪部總也發舒也此四總病皆從陽氣失亥水之陰濟之闔午從子左舒而得之曰此四部病皆從驚發得之。

師曰奔豚氣從少腹上衝咽喉發作欲死復還止
從驚恐得之
少腹指半裏下也咽指半表上也喉指半裏
也發動也作興起也病得陽氣被亥水之陰
格不能從子左開其水陰興起由半裏下奔
裏上如斯表裏陰陽升降不得曰奔豚病從
腹上衝咽喉發作欲死如水陰復還於亥陽

於午上衝則止曰復還止半表上陽得陰濟
神不驚半裏下陰得陽溫其志不恐此病皆
陽氣失亥水之陰濟之闔午其神驚其志恐
皆從驚恐得之
奔豚氣上衝胸腹痛往來寒熱奔豚湯主之
胸指半裏上也病得陽氣被亥水之陰捍格
從子左開其水陰興起由半裏下奔半裏上

陽闔午曰奔豚氣上衝胸陽不闔午腹中陰失
陽通則腹痛陽往半表不來半裏陰無陽溫
則惡寒表陽無陰固則發熱曰腹痛往來寒熱
奔豚湯主之陽不闔午半裏下土味不足土氣
不疏以甘草甘平芍藥苦平培其土味疏其土
氣以半夏辛平生薑辛溫降逆上之水以生葛
甘寒黃芩苦寒固在上陽氣內闔於午以芎藭

辛溫當歸苦溫運在下陰氣外開於子李與理
通甘李根白皮氣味甘溫和陰液陽氣往於子
來於午循脈理轉運不亂也右九味以水二斗
象陽數極於九得二陰耦之煑取五升溫服一
升日三夜一服象二陰耦陽從中土生開於子
也

奔豚湯方

甘草　芎藭　當歸　黄芩
芍藥各二兩　半夏　生薑各四兩　生葛五兩
甘李根白皮一升
右九味，以水二斗，煮取五升，温服一升，日三夜一服。
發汗後，燒鍼令其汗，鍼處被寒，核起而赤者，必發奔豚，氣從少腹上至心，灸其核上各一壯，與桂枝加桂湯主之。
金匱指歸　奔豚篇卷之四　四
論註方註見太陽篇卷二
發汗後，臍下悸者，欲作奔豚，茯苓桂枝甘草大棗湯主之。
論註方註見太陽篇卷三

金匱指歸 戊

傷寒雜病論金匱指歸卷之五

胸痹心痛短氣篇

師曰：夫脈當取太過不及，陽微陰弦，即胸痹而痛，所以然者，責其極虛也。今陽虛知在上焦，所以胸痹心痛者，以其陰弦故也。

取，捕取也。太，大也。過，失也。及，至也。陽指半表上陽氣也，陰指半裏下陰氣也。弦，減也。減為損。痹，

閉塞也。夫人之脈，當捕取表裏陰陽為主，半表上陽土陽氣得半裏下陰土陰液生之，半表脈中陽氣不微；半裏下陰土陰液得半表上陽土陽氣生之，半裏脈中陰液不損。陽浮半表上，不還半裏下，陰無陽生，其陰大失半表上以生其陽，其陽微；陽氣不至半裏下以生其陰，其陰損。陽浮半表上，無陰液生之固之，陽氣不闔於午，

胸中陰失陽運，閉塞而痛，痛之所以然者，責其陽無陰生，陽氣極虛半表上，不闔於午；陰無陽生，陰液極虛半裏下，不開於子故也。曰：夫脈當取太過不及，陽微陰弦，即胸痹而痛，所以然者，責其極虛也。今，是時也。上焦，指半表上也。是時陽失陰生，知陽氣極虛在半表上，不闔於午，胸中陰失陽運，閉塞不通而痛，痛之所以然者，因

其陽氣極虛在半表上，不闔於午，半裏陰無陽生，不開於子故也。曰：今陽虛知在上焦，所以胸痹心痛者，以其陰弦故也。

平人無寒熱，短氣不足以息者，實也。

平，治也。裏陰得陽治不惡寒，表陽得陰治不發熱（平人無寒熱）。半表脈道中陽氣得陰濟之，其氣長而不短；半裏脈道中陰氣得陽溫之，其氣疏而不實。表

氣疏而不實表陽失陰濟脈道中氣短其氣不足以至半裏上從心下達裏陰氣實不疏曰短氣不足以息者實也

胸痺之病喘息欬唾胸背痛短氣寸口脈沉而遲關上小緊數括蔞薤白白酒湯主之

胸中陰氣閉塞之病其陽不能從午右闔其陰不能從子左開亥水陰氣逆上不降其氣喘息

欬唾涎沫曰胸痺之病喘息欬唾半裏上陰失陽温半表上陽失陰濟胸背之氣轉運不通曰胸背痛短氣寸口半表上也沉裏也遲緩也關上半裏上也緊不舒也半表上陽氣失裏陰濟之其氣降而緩半裏上陰氣失表陽舒之其氣緊而數曰寸口脈沉而遲關上小緊數括蔞薤白白酒湯主之括蔞實甘寒氣清固半表上陽氣內闔於午薤白辛温氣滑利半裏上陰氣外開於子酒乃穀之精華釀成入中土使脈中氣血營內榮外不失表裏生生氣化之機右三味同煮取二升象陽數得二陰耦之內闔午也分温再服象一陽舉二陰耦之外開子也

括蔞薤白白酒湯方

括蔞實一枚搗　薤白半升　白酒七升

右三味同煮取二升分温再服

胸痺不得卧心痛徹背者括蔞薤白半夏湯主之

半裏上陰氣閉塞半表上陽氣不能闔午表裏上陰陽不通痛則徹背曰胸痺不得卧心痛徹背者括蔞薤白半夏湯主之括蔞實甘寒氣清固半表上陽氣薤白辛温氣滑利半裏上陰氣半夏辛平降逆散結白酒入中土使脈中氣血營

內榮外。右四味同煑，取四升，象陰數得陽轉運四方。温服一升，日三服，象一陽得陰內闔於午，三陽得陰外開於子也。用酒一斗同煑，取其力壯易於轉運也。

括蔞薤白半夏湯方

括蔞實一枚擣　薤白三兩　半夏半升　白酒一斗

右四味同煑，取四升，温服一升，日三服。

胸痺心中痞氣，氣結在胸，胸滿脇下逆搶心，枳實薤白桂枝湯主之，人參湯亦主之。

心中，中土也。半裏上陰氣閉塞中土之陰不能從子上交，曰胸痺心中痞氣。陰氣結居半裏上，曰氣結在胸。半裏上陰失陽運，曰胸滿。搶，突也，拒也。心，身之中也。中土之陰不能從子左交，脇下樞滯，其氣上逆突拒於中，曰脇下逆搶心。

中土之陰不能從子上交，以枳實臭香形圓化陰土濁陰，合厚樸苦温疏泄土氣，運陰左行。桂枝辛温，温通表裏經道之陰。括蔞實甘寒，氣清固半表上陽氣。薤白辛温，氣滑利半裏上陰氣。右五味，以水五升，先煑枳實厚樸，取二升，取味厚氣醲易降，先入半裏下，舒展陰土之陰。去滓，內諸藥，煑數沸，分温三服，取味淡氣輕易升，固半

表上陽氣闔午。曰枳實薤白桂枝湯主之。陰土不暖，表裏氣液俱虛，以人參甘寒，多液固半表上陽氣，以白朮甘温培中宮土氣，以甘草乾薑甘温氣味温土藏陽。右四味，以水八升，煑取三升，象陰數耦陽。温服一升，日三服，象一陽得陰從午右闔，三陽得陰從子左開，曰人參湯亦主之。

括蔞薤白桂枝湯方

枳實四枚 薤白半升 桂枝一兩 厚樸四兩

括蔞實一枚搗

右五味以水五升先煮枳實厚樸取二升去滓内諸藥煮數沸分温三服

人參湯方

人參 甘草 乾薑 白朮各三兩

右四味以水八升煮取三升温服一升日三服

胸痹胸中氣塞短氣茯苓杏仁甘草湯主之橘枳生薑湯亦主之

塞滿也半裏上陰氣閉塞胸中氣滿土虛其氣不足以從子左達短於半表曰胸痹胸中氣塞短氣茯苓杏仁甘草湯主之茯伏也苓靈也陽得陰則伏陰得陽則靈氣短半裏上土虛半裏下以茯苓甘淡氣輕通半裏上陰氣以甘草極甘培半裏下土氣氣滿半裏上土虛半裏下以杏仁苦温下氣柔潤表裏絡道之陰右三味以水一斗煮取五升象陽數得地天生成包藏土中轉運表裏不息温服一升日三服象一陽得陰闔於午三陽得陰開於子差不齊也三服後如胸滿短氣不解是陰陽二氣未齊子午也再

服胸中氣滿土實其氣不能從子左達短於半表以橘皮苦温氣香開膈中氣滯以枳實臭香形圓化陰土濁陰轉運土氣升降以生薑辛温化氣橫行疏泄表裏土氣右三味以水五升煮取二升分温再服象三陽藏於土中一陽舉得二陰耦之分温表裏也曰橘枳生薑湯亦主之

茯苓杏仁甘草湯方

茯苓三兩 杏仁五十箇 甘草一兩

右三味以水一斗煮取五升溫服一升日三服不差更服

橘枳生薑湯方

橘皮一斤 枳實三兩 生薑半斤

右三味以水五升煮取二升分溫再服

胸痹緩急者薏苡附子散主之

胸中陰氣閉塞半表陽無陰緩迫於上半裏陰無陽溫迫於下曰胸痹緩急者薏苡附子散主之薏苡甘寒緩半表上陽氣內闔於午附子辛溫溫半裏下陰氣外開於子散布也右二味杵為散服方寸匕日三服象陰數得陽布半表上陽數得陰布半裏下也

薏苡附子散方

薏苡仁十五兩 附子十枚炮

右二味杵為散服方寸匕日三服

心中痞諸逆心懸痛桂枝生薑枳實湯主之

心中脾土中也諸別異之辭心中痞諸指脾土中陰氣不左交有不同之辨此氣逆於右不順於左心中懸痛以桂枝辛溫通表裏經道之陰以生薑辛溫化氣橫行通表裏絡道之陰以枳實臭香形圓化脾土濁陰轉運土氣升降右三味以水六升象陽數得陰還於巳煮取三升分溫三服象陰數得陽分溫表裏也曰心中痞諸逆心懸痛桂枝生薑枳實湯主之

桂枝生薑枳實湯方

桂枝 生薑各三兩 枳實五兩

右三味以水六升煮取三升分溫三服

心痛徹背背痛徹心烏頭赤石脂丸主之、

心指陰土也背指陽土也陰土之陰失半表陽氣通之陽土之陽失半裏陰氣通之表裏土氣陰陽氣液不相通痛則牽引曰心痛徹背背痛徹心烏頭赤石脂丸主之以烏頭附子乾薑辛熱氣味通陰土之陰以蜀椒辛温氣香化陰土濁陰以赤石脂甘平氣味交濟表裏陰陽氣液

於中土右五味末之蜜丸如桐子大以辛熱氣味得蜜之甘潤圓轉其中開通表裏土氣脾土不温故在未食之前服一丸日三服痛不解稍加服、

烏頭赤石脂丸方

烏頭一分炮　蜀椒　乾薑各一兩

附子半兩　赤石脂一兩

右五味末之煉蜜丸如桐子大先食服一丸日三服不知稍加服、

服一丸一字恐謁愚照方不用烏頭加附子半兩服三十丸日三服如表裏陰陽氣液不相通痛則牽引服此丸其痛即止、

附方

九痛丸治九種心疼、

附子三兩炮　生狼牙　巴豆去皮熬研如膏

乾薑　吳茱萸　人參各一兩

右六味末之煉蜜丸如梧子大酒下強人初服三丸日三服弱者二丸兼治卒中惡腹脹口不能言又治連年積冷流注心胸痛并冷衝上氣落馬墜車血疾等皆主之忌口如常法、

按九痛者、一蟲、二注、三風、四悸、五食、六飲、七冷、八熱、九去來痛、而竝以一藥治之者、豈痛雖有九、其因於積冷結氣者多耶、

醫道、如舟行大海中、茫茫無際、仲聖經文、如中按羅經、以定子午、則所向自無差錯、此方下又治連年積冷、流注心胸痛、并冷衝上氣、落馬墜車、血積等、皆主之、又分九痛等語、此真在大海舟中、不知南北也、

腹滿寒疝宿食篇

趺陽脈微弦、法當腹滿、不滿者、必便難、兩胠疼痛、此虛寒從下上也、當以溫藥服之、

趺、跗同、附也、足背也、足背屬半裏、下脈中陽道也、微、幽微處也、弦、寒也、法、象也、陰氣由半裏下幽微處、附陽氣從子左開、幽微處陰氣不附陽氣從子左開、陰寒於裏、陰土陰實、病象當腹滿

曰、趺陽脈微弦、法當腹滿、胠、脇也、腹不滿者、表識陰土不實、陰土陽虛、陽氣從子左樞順利毋表[衰]為之難、兩脇樞機氣滯、為之痛、曰不滿者、必便難、兩胠疼痛、從、就也、脈行也、此陰土陽虛氣寒、其陰就半裏下、不就半表上也、主用溫藥行其陰、曰此虛寒從下上也、當以溫藥服之、

病者腹滿、按之不痛為虛、痛者為實、可下之、舌黃未

下者下之黃自去、
半裏陰土陰實其陰不附陽氣從子左關病人
當腹滿、曰病者腹滿。滿處以手按之不痛為陰
土陽氣虛於裏、曰按之不痛為虛。滿處以手按
之痛者為陰土陰氣實於裏可温疏半裏下土
氣曰痛者為實可下之。舌屬半裏上也、黃土色
也、半裏上土氣未能下降温疏半裏下土氣舌

黃苔自去、曰舌黃未下者下之黃自去。
腹滿時減復如故此為寒當與温藥、
減輕也、腹滿時輕時重、此為陰土陽氣虛於裏、
當與温藥治陰土之陰、曰腹滿時減復如故此
為寒當與温藥。
病者痿黃燥而不渴胸中寒實而利不止者死、
黃土色也、止基也、半表上陽土得陰潤之神不
痿而色不黃半裏下陰土得陽温之神不痿而
色不黃病人神痿色黃口燥不渴是半表上陽
土失陰潤之半裏下陰土失陽温之如陽氣利
半表上不基半裏下胸中陰實表裏陰陽氣液
氣液不相生、曰病者痿黃燥而不渴胸中寒實
而利不止者死。
寸口脈弦者即脇下拘急而痛其人嗇嗇惡寒也、

寸口指半表上也、弦數也、半表上陽失陰和其
脈數、曰寸口脈弦者。半表上陽失陰和陽氣從
午右闔不利、脇下樞滯不舒而痛、曰即脇下拘
急而痛。半表上陽失陰和陽氣吝嗇閉藏半裏
陰失陽温惡寒、曰其人嗇嗇惡寒也。
夫中寒家喜欠其人清涕出發熱色和者善嚏、
寒陰氣也、家居也、得陰氣居裏陽氣從卯欲藏

不藏其氣上出喜從口欠曰夫中寒家喜欠陽氣從卯欲藏不藏在上陰液欲降不降其液循鼻竅流出曰其人清涕出陽氣從卯欲藏不藏陽浮半裏上發熱其面顏色和陽氣從卯欲藏裏陰礙之其陽上逆不能下降其氣善從鼻竅噴出曰發熱色和者善嚏

中寒其人下利以裏虛也欲嚏不能此人肚中寒

金匱指歸　腹滿寒疝宿食篇卷之五　四

下半表下也得陰氣居裏其人陰液從半表下下利因半裏下陽氣虛也曰中寒其人下利以裏虛也此彼之對肚從土吐也此陰土中陽虛不能從子左吐彼半表上陽氣亦虛其氣不能（下降）上從鼻竅噴出曰欲嚏不能此人肚中寒

夫瘦人繞臍痛必有風冷穀氣不行而反下之其氣必衝不衝者心下則痞

陰土得陽生肌肉不瘦陽土得陰生肌肉不瘦表裏陰陽氣液不能相生環繞於臍其體瘦其臍痛曰夫瘦人繞臍痛風木氣也冷水氣也穀氣生氣也表識表裏陰陽氣液不能相生環繞於臍質木氣不達水土氣寒脾土生氣不行曰必有風冷穀氣不行反復也下底下也衝通道也能復底下之陽其陽必從左通循經道而行

金匱指歸　腹滿寒疝宿食篇卷之五　五

曰而反下之其氣必衝其陽不從左通循經道行者脾土陰液不交於左地天氣隔不通則痞曰不衝者心下則痞

病腹滿發熱十日脈浮而數飲食如故厚樸七物湯主之

腹復也十日卯時也病陽氣不來復腹裏陰土之氣失其陽運甲病腹滿陽氣發揚於外不藏於

邪。曰發熱十日陽氣發揚於外不藏於邪無半
裏下陰土陰液和脉道之陽曰脉浮而數食為
陰陽氣發揚於外不藏於邪無半裏下陰土陰
液土和半表上陽土陽氣求食之陰以濟之曰
飲食如故厚樸七物湯主之重用厚樸苦温氣
味先入於裏以和其陰陽氣發揚於外不藏於
邪陰土氣實不虛以大黄苦寒色黄臭香合枳

金匱指歸　腹滿寒疝宿食篇卷之五　六

實之臭香形圓外固不藏之陽內疏陰土氣實
桂枝辛温温通表裏經道之陰生薑辛温化氣
橫行開左右絡道之陰陽氣發揚於外不藏於
邪陰失陽生土中氣液皆少以甘草大棗味厚
汁濃益之右七味以水一斗煮取四升象陽數
得陰復於七環轉四方温服八合日三服象陰
數得陽正於八嘔者加半夏五合降半裏上水

逆氣結陰液從半表下下利去大黄苦降寒陰
氣也陰氣盛於裏者加生薑至半斤以温其陰

厚樸七物湯方

厚樸半斤　甘草　大黄各三兩　大棗十枚擘
枳實五枚　桂枝二兩　生薑五兩

右七味以水一斗煮取四升温服八合日三服
嘔者加半夏五合下利去大黄寒多者加生薑

金匱指歸　腹滿寒疝宿食篇卷之五　七

至半斤

腹中寒氣雷鳴切痛胸脇逆滿嘔吐附子粳米湯主
之

雷鳴象氣回轉形切割也陽氣不來復腹中陰
氣不能回轉半表其痛如割曰腹中寒氣雷鳴
切痛陰氣不能回轉半表上逆半裏上胸脇作
悶嘔吐曰胸脇逆滿嘔吐附子粳米湯主之以

附子辛熱温在下元陽以半夏辛平降逆上之
飢陽氣不來復腹中穀之生氣不足於裏以粳
米甘草大棗甘平氣味益之五土數也八別也
右五味以水八升煮米熟湯成去滓象土數得
水火之氣分別表裏也温服一升日三服象一
陽得陰從午右闔三陽得陰從子左開也

附子粳米湯方

附子一枚炮　半夏　粳米各半升
甘草一兩　大棗十枚擘
右五味以水八升煮米熟湯成去滓温服一升
日三服

痛而閉者厚樸三物湯主之　主厚朴三物湯

陰土之氣閉塞不通而痛曰痛而閉者厚樸三
物湯主之重用厚樸苦温氣味先入於裏以和
其陰大黃苦寒色黃臭香合枳實臭香形圓外
固其陽內疏土氣圓轉升降右三味以水一斗
二升象陽數藏於地中其陰不閉先煮二味取
五升內大黃煮取三升象二陰偶陽從土中出
温服一升以利為度象一陽開於子陰陽二氣
和利表裏為度何以知陰陽二氣和利表裏以
腹不痛為知

厚樸三物湯方

厚樸八兩　大黃四兩　枳實五枚
右三味以水一斗二升先煮二味取五升內大
黃煮取三升温服一升以利為度

按之心下滿痛者此為實也當下之宜大柴胡湯

以手按心下悶痛者此為半裏下土實也主疏
半裏下土氣適大柴胡湯加大黃之理曰按之

心下滿痛者此為實也當下之宜大柴胡湯柴胡苦平味薄氣輕能運氣撥轉樞機黄芩苦寒味薄能固在上陽氣藏於裏半夏辛平能降逆散結大黄苦寒色黄臭香合枳實臭香形圓化土之濁陰轉運土氣升降芍藥苦平疏泄土氣生薑辛溫化氣横行溫通表裏經道之陰大棗甘平用十二枚取汁多氣濃合陽氣環抱周身

右八味象陰數得陽正於八以水一斗二升象地支十二數煮取六升象陰數得陽變於六去滓再煎溫服一升日三服象一陽得陰闔於午三陽得陰開於子也

大柴胡湯方

柴胡半斤　黄芩　芍藥各三　半夏半升

枳實四枚　大黄二兩　大棗十二枚　生薑五兩

右八味以水一斗二升煮取六升去滓再煎溫服一升日三服

腹滿不減減不足言當下之宜大承氣湯

腹復也腹為陰滿悶也當主也半表上陽氣不闔於午半裏下陽氣不足陰失陽疏而悶主溫疏半裏下陰氣寒固半表上陽氣闔午曰腹滿不減減不足言當下之宜大承氣湯

大承氣湯方　見陽明篇

心胸中大寒痛嘔不能飲食腹中滿上衝皮起出見有頭足上下痛而不可觸近者大建中湯主之

心胸中指半裏上也半裏上中陰無陽溫其陰寒極不通而痛陰氣不從子左行無所區別逆半裏上而嘔曰心胸中大寒痛嘔土中陰無陽溫其陰寒極不能蒸化穀食曰不能飲食陽氣

不復中土，土氣不運，曰：腹中滿，陰氣不從子左
行，土衛半裏皮中，支絡撐起，出見若有頭足，陰
氣不從子，左行逆半裏上下，其痛而手不可觸
近，曰：上下痛而不可觸近者，大建中湯主之。蜀
椒炒香，入土中轉運脾氣；乾薑辛溫，溫脾土之
陰。陽氣不足於裏，陰液亦不足於裏，以人參甘
寒多液，益陰土之陰，以和其陽。右三味，以水四

升，象陽數得陰轉運四方，煮取二升，去滓，內膠
飴一升，微火煎取二升，膠飴形怡怡然也，象陰
數得陽氣液和悅中土，分溫再服，象一陽舉二
陰耦之，使土氣得溫，如一炊頃，可飲粥二升，調
和胃氣，後再服，當一日食糜粥，溫覆之，使陰陽
氣液和於表裏也。

大建中湯方

蜀椒二兩，炒，出汗　乾薑四兩　人參一兩

右三味，以水四升，煮取二升，去滓，內膠飴一升，
微火煎取二升，分溫再服，如一炊頃，可飲粥二
升，後更服，當一日食糜粥，溫覆之。

脇下偏痛，發熱，其脈緊弦，此寒也，以溫藥下之，宜大
黃附子湯。

陰氣偏半裏不通而痛，陽氣偏半表浮外發熱。

曰：脇下偏痛，發熱。陰氣偏半裏，無陽溫之，緊而
不舒；陽氣偏半表，無陰和之，數而不靜。此半裏寒
也，用溫藥溫舒半裏下陰土之陰，曰：其脈緊弦，
此寒也，以溫藥下之，宜大黃附子湯。適大黃苦
寒，外固其陽內疏土氣；附子辛溫，溫疏水土之
陰；細辛辛溫，通脈絡中幽微處水氣。右三味，以
水五升，象陽數藏於土中，煮取二升，分溫三服。

象陰數偶陽。

大黄附子湯方

大黄 三兩 附子 三枚 細辛 二兩

右三味，以水五升，煑取二升，分温三服。若强人煑取二升半，分温三服。服後如人行四五里，進一服。

若强人煑取二升半，分温三服，服後如人行四五里進一服。此數句恐非原文，何也？方中分兩未加，衹多煑半升，試觀多水半升，藥之氣味反淡而不濃，與强人二字不合口吻，明者察之。

金匱指歸　腹滿寒疝宿食篇卷之五　十四

寒氣厥逆，赤丸主之。

厥，短也。逆，不順也。陽得陰温，不短半表，陰得陽温不逆半裏。陰氣短於表，則表陽不温，陽氣不順於裏，則裏陰不温，如是表裏陰陽氣液不相順接，曰寒氣厥逆，赤丸主之。純黑爲烏，黑，水色也。頭，陽也。象陽數從子水中生，此烏頭命名之義也。烏頭氣味較附子辛熱尤甚，以烏頭二兩生子水中元陽，以茯苓四兩淡通陰土之陰，以細辛一兩温通脈絡中幽微處水氣，以半夏四兩辛平氣味降逆散結。朱，南方火色也。右四味末之，內真朱爲色，象陰數偶陽，從午還半裏也。

金匱指歸　腹滿寒疝宿食篇卷之五　十五

煉蜜爲丸，烏頭性急，以蜜緩之。圓轉半裏，陰土之陰，陰氣盛於裏，故在未食之前，飲酒下三丸，日再夜一服，再，一舉而二也。象陽數得陰，從子還半表也。如陰土之陰不還半表，逆於裏，稍增之，以陰陽相交表裏爲度。真朱即硃砂也。

赤丸方

烏頭 炮，二兩 茯苓 四兩 細辛 一兩 半夏 四兩右四味末之，內真朱為色，煉蜜為丸，如麻子大，先食飲酒下三丸，日再夜一服，不知，稍增之，以知為度。

腹滿脈弦而緊，弦則衛氣不行，即惡寒，緊則不欲食，邪正相搏，即為寒疝，寒疝繞臍痛，若發則白津出，手足厥冷，其脈沉緊者，大烏頭煎主之。

陽氣不來復腹裏，陰土之氣不運，曰：腹滿，弦則

為減，減為損，陽氣不來復腹裏，陰土中陽損，陰氣緊而不舒，曰：脈弦而緊。衛，護也，陰土中陽損，護外之陽不行，肌表陰失陽溫，曰：弦則衛氣不行，即惡寒。陽氣不來復腹裏，陰土之氣不舒，穀不能化，曰：緊則不欲食。邪，陰氣也，正，陽氣也，搏，至也，疝，腹痛也，陰不至半表上，陽氣不復於午，陽不至半裏下，陰氣不開於子，即為陰氣盛於裏，不通而痛，曰：邪正相搏，即為寒疝。陽氣不復於午，陰氣不開於子，陰氣環繞於臍，曰：寒疝繞臍痛。陰氣用事，物色白，白謂陰氣盛於裏，陰無陽通，而腹痛，痛甚則冷汗出，曰：若發則白津出。手足內應脾土，沉，裏也，脾土陰失陽溫，半裏脈道之陰緊而不舒，曰：手足厥冷，其脈沉緊者，大烏頭煎主之。右以水三升，煮取一升，象三陽陽

數復於一，去滓，內蜜二升，煎令水氣盡，取二升，使烏頭之陽氣盡含蜜中，強人服七合，象陰數偶陽復於七，弱人服五合，象陰氣緩緩復於土中，痛不差，明日再服，不可一日再服。

大烏頭煎

烏頭（大者五枚，熬，去皮，不㕮咀）

右以水三升，煮取一升，去滓，內蜜二升，煎令水

氣盡取二升強人服七合弱人五合不差明日
更服不可一日更服

寒疝腹中痛及脇痛裏急者當歸生薑羊肉湯主之

陰氣盛於裏陽氣不來復腹中陰失陽通而痛
陰土血液非陽不生非陽不利陽氣不來復腹
中陰土中血液不足不利裏陰氣廹連累脇之（主當歸生薑羊肉湯）
陰不通而痛曰寒疝腹中痛及脇痛裏急者當

歸生薑羊肉湯主之當主也歸藏也當歸辛（苦）温
有汁用三兩主益中土血液配內藏之陽生薑
辛温用五兩化氣橫行開表裏絡道之陰羊火
畜也肉稟草木之精氣結成其氣羶益土中血
液開其不利右三味以水八升象陽數得陰正
於八煮取三升温服七合日三服象三陰三陽
行於表裏若寒多加生薑成一斤開其陰氣痛

多而嘔者加橘皮二兩白朮一兩化陰土濁陰
開其壅逆加生薑者亦加水五升煮取三升二
合服之象陽數得二陰合之以行表裏也

當歸生薑羊肉湯方

當歸三兩　生薑五兩　羊肉一斤

右三味以水八升煮取三升温服七合日三服
若寒多加生薑成一斤痛多而嘔者加橘皮二

兩白朮一兩加生薑者亦加水五升煮取三升
二合服之

寒疝腹中痛逆冷手足不仁若身疼痛灸刺諸藥不
能治抵當烏頭桂枝湯主之

陰盛於裏陽氣不來復腹中陰失陽通而腹痛
曰寒疝腹中痛不仁痹也陰逆於裏無陽氣從
裏外達冷而四肢痹曰逆冷四肢不仁灸字象

形火藏於下，刺采取之也，諸別異之辭，抵當也，當任也，陰氣逆於裏，火不藏於下，采取別異之（如兩身疼痛主抵當烏頭桂枝湯）藥不能治此病，非烏頭桂枝湯不能當其任，曰若身疼痛灸刺諸藥不能治，抵當烏頭桂枝湯。

右一味以蜜二升煎減半，使烏頭陽氣盡含蜜中，去滓，全以蜜熬熟成，即膏矣，解之，溶化也，所煎烏頭之蜜取五合，入桂枝湯三升中溶化，和

令相得後，初服五合，象陽數藏於土中，復於子，陰陽相交為知，如陰陽氣液不從子時左交，即其時服三合，再不從子時左交，復加至五合，其知者，指陰陽氣液從子時左交，形如醉狀，得陰土陰液從子時左吐者，為中病。

抵當烏頭桂枝湯方

烏頭五枚

右一味，以蜜二升，煎減半，去滓，以桂枝湯五合解之，令得一升後，初服五合，不知，即服三合，又不知，復加至五合，其知者，如醉狀，得吐者為中病。

以桂枝湯下恐遺脫三升二字，五合二字謂所煎之蜜用五合，非用桂枝湯五合也，是否，明眼再政。

其脉數而緊，乃弦，狀如弓弦，按之不移，脉數弦者，當下其寒，脉緊大而遲者，必心下堅，脉大而緊者，陽中有陰，可下之。

乃承上起下之辭，半表脉道陽失陰和，其脉數，半裏脉道陰失陽舒，其脉固之緊，陰液不能承半表上以和其陽，陽氣不能起半裏下以舒其陰，曰其脉數而緊，乃弦。陽得陰則圓轉半裏，陰

得陽則圓轉半表表裏陰陽相失其機不圓形若張弓施弦也曰狀若弓弦按下也移易也下之陰不易於上半表脈道之陽失陰和之其陽不圓轉半裏主温舒半裏下之陰曰按之不移脈數弦者當下其寒大則為虛心下脾土也陽得陰不虛半表陰得陽不緊半裏半裏脈道之陰緊而不舒半表脈道之陽虛而緩表識脾土

陰失陽舒陰堅於裏曰脈緊大而遲者必心下堅半表脈道之陽虛而緩因半裏陰失陽舒欲半表陽中得陰可温舒半裏下之陰回還半表曰脈大而緊者陽中有陰可下之

附方

外臺烏頭湯治寒疝腹中絞痛賊風入攻五臟拘急不得轉側發作有時令人陰縮手足厥逆即大烏頭煎

外臺柴胡桂枝湯治心腹卒中痛者

柴胡四兩　黄芩　人參　芍藥　桂枝　生薑各一兩半　半夏二合半　大棗六枚　甘草一兩

右九味以水六升煮取三升温服一升日三服

外臺走馬湯治中惡心痛腹脹大便不通

巴豆二枚去心皮熬　杏仁二枚

右二味以綿纏搥令碎熱湯二合捻取白汁飲之當下老小量之通治飛尸鬼擊病

問曰人病有宿食何以別之師曰寸口脈浮而大按之反濇尺中亦微而濇故知有宿食大承氣湯主之

脈數而滑者實也此有宿食下之愈宜大承氣湯

下利不欲食者此有宿食當下之宜大承氣湯

宿住也。食僞也。陰液住半裏下不來復半表上外固其陽氣不來復半裏下內疏其陰。如人僞言爽約此人病宿食之利也。曰人病有宿食何以別之。寸口半表上也浮陽氣浮也大則爲虛濇則溫也陰液住半裏下不來復半表上半表上脈道陽失陰固之而氣浮失陰助之而氣虛失陰利之濇而不滑曰寸口脈浮而大按之反濇。尺中半裏下也微無也陽浮半表上不來復半裏下半裏下陰土之陰亦無陽氣溫疏而滑利故知有陰液住半裏下不來復半表上以固其陽如人僞言爽約主大承氣湯鹹寒氣味固半表上陽氣右闔於午苦溫氣味疏半裏下陰液左開於子曰尺中亦微而濇故知有宿食大承氣湯主之。半表上脈道中陽氣失陰

金匱指歸　腹滿寒疝宿食篇卷之五　二四

和之而數半裏下脈道中陰氣失陽疏之而滑者陰土實也此得陰液住半裏下不來復半表上溫疏半裏下陰氣則愈適大承氣湯之理曰脈數而滑者實也此有宿食下之愈宜大承氣湯。下半裏下也半裏下陰液利者不繼續於本土固其陽陽浮半表上不能化食者此得陰液住半裏下當溫疏半裏下陰氣適大承氣湯曰下利不欲食者此有宿食當下之宜大承氣湯。

宿食在上脘當吐之宜瓜蒂散。

上脘指半裏上也陰液住半裏上不從子左還半表其水無所區別當吐之適瓜蒂散涌逆半裏上之水從口吐出半裏上水除其陽氣來復半裏上向還半裏下瓜蒂苦寒氣薄浮而升赤

金匱指歸　腹滿寒疝宿食篇卷之五　二五

小豆甘平體重沉而降凡豆體皆重取豆豉得蒸盦之氣易重從輕宣發半裏上壅塞之水右二味象地數之始即偶之各别搗為散已合治之取一錢匕散者散也象散而復合為一也以香豉一合用熟湯七合象一陽合二陰來復於七也煮作稀糜去滓取汁和服溫頓服之頓服是一氣服下取其氣易升易吐也少少加之快

吐乃止於亡血虛家不可與瓜蒂散何也如誤吐之恐陰陽氣液損而不復也

瓜蒂散方

見太陽篇卷六

脈緊如轉索無常者宿食也

脈道之陰失陽氣溫舒而緊其緊如轉索撫之令緊非常者有陰液住半裏下陽氣浮半表上表陽不能內固於裏裏陰不能外開於表陰氣緊而不舒曰脈緊如轉索無常者宿食也

脈緊頭痛風寒腹中有宿食不化也

風陽也寒陰也陽氣浮半表上無陰內固頭部之陰不舒而痛陰液住半裏下無陽外開腹中陰失陽化脈道陰緊曰脈緊頭痛風寒腹中有宿食不化也

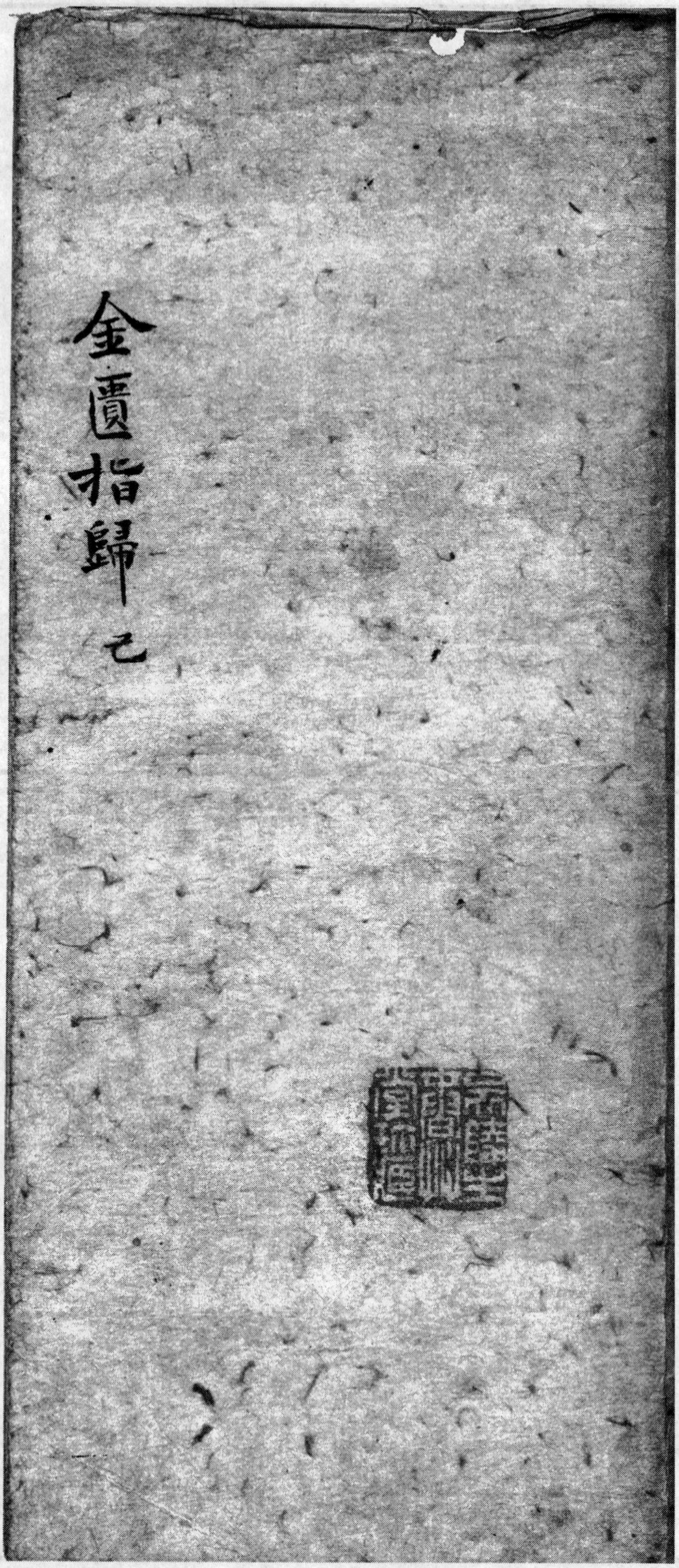
金匱指歸 乙

傷寒雜病論金匱指歸卷六

五藏風寒積聚篇

肺中風者，口燥而喘，身運而重，冒而腫脹。肺中寒，吐濁涕。肺死藏，浮之虛，按之弱如葱葉，下無根者死。

肺屬金主天氣，風，陽氣也。天之金氣不右行，得陽氣浮半裏上，不藏半裏下，陰土之陰失陽氣蒸化左行半表回還半裏上，潤口燥。陽不藏半裏下，陰土陰氣不從子時左開，反逆半裏上，喘從口出而喘，曰肺中風者口燥而喘。陽氣屈伸半裏上，不藏半裏下，體之陰失其陽運而重，曰身運而重。冒，覆也。陽覆半裏上，不藏半裏下，土之陰氣不從子左長，曰冒而腫脹。陽得陰則溫，陽浮半裏上，失陰助之，天氣不溫，曰肺中寒。陽

浮半裏上，陰液亦浮半裏上，不降，液化為濁，從口鼻出，曰吐濁涕。金得土氣而生，陽浮半裏上，不藏半裏下，天之金氣亦不藏半裏下，金失土氣溫生，曰肺死藏。陽得陰不浮，得陰不虛，陽失陰固，其氣浮，陽失陰助，其氣虛，曰浮之虛。按，下也。弱，不強也。葱葉，中空也。陽浮半裏上，不藏半裏下，陰土氣液不強，如葱葉中空，曰按之弱如葱葉。根，根核也。陽浮半裏上，不藏半裏下，下無根核之陽，其氣散而不聚，曰下無根者死。

肝中風者，頭目瞤，兩脇痛，行常傴，令人嗜甘。肝中寒者，兩臂不舉，舌本燥，善太息，胸中痛，不得轉側，食則吐而汗出也。肝死藏，浮之弱，按之如索不來，或曲如蛇行者死。

肝屬木主春氣，瞤，動也。陽得陰固，則靜而不動，

得陽浮半表上無半裏下陰土陰液固之靜之陽動於上頭目為之動搖曰肝中風者頭目瞤陽得陰固半裏樞闔氣利陽失陰固兩脇樞闔機滯不通而痛曰兩脇痛傴僂也背曲也半表絡中陽氣失陰液和利其絡急每於行時則背曲曰行常傴甘土味也甘能緩其急得陽浮半表上無半裏下土味緩之其氣急時喜甜緩曰令人嗜甘寒陰氣也兩臂如木之枝也陽得陰助其氣不寒陽浮半表上失陰助之其氣寒兩臂如木之枝萎不舉曰肝中寒者兩臂不舉本根也陽浮半表上無半裏下陰液回還半表上潤舌根曰舌本燥陽浮半表上不來復半裏下半裏陰氣求陽左升曰善太息陽浮半表不來復半裏上胷中陰氣不通展轉之氣不利曰

胷中痛不得轉側食入於陰長氣於陽陽浮半表上不來復半裏下食入無陽氣蒸化則從口吐吐氣逆也陰液隨氣逆出肌表不能固陽回還半裏曰食則吐而汗出也木得土而生陽浮半表上失土氣生之曰肝死藏陽得陰不浮得陰不弱陽失陰固其氣浮陽失陰助其氣弱曰浮之弱索繩也如索者如繩撚之緊也陽浮半表上不來復半裏下土之陰液內緊不來半表上以固其陽曰按之如索不來土之陰液內緊不來半表上以固其陽陽在半表脈道中曲如蛇行陽無陰固其氣散而不聚曰或曲如蛇行者死

肝著其人常欲蹈其胷上先未苦時但愛飲熱旋覆花湯主之

肝木氣也著附也蹈作悼病也說文欠谷為欲欠開口也谷欲聲愛也害患也木附土氣而生木氣浮半表上不能自胸回還半裏下附土氣而生其人常開口病胸上之氣不降愛噯於先未患時但愛飲熱湯通胸上之陰曰肝著其人常欲蹈其胸上先未苦時但欲飲熱旋覆花湯主之旋由下旋上也覆由上覆下也旋覆花氣

味鹹温鹹稟冬令水氣主降温稟春令木氣主升其氣味能旋木氣至半表上覆木氣至半裏下葱通也氣味辛温能通胸上之陰新絳茜草也氣味苦寒苦火味也寒水氣也合旋覆花旋覆其氣升降表裏日日新也右三味以水三升温服一升象陽數得陰還半裏復於子也頓服取其氣濃易還半裏也

旋覆花湯方

旋覆花三兩　葱十四莖　新絳少許

右三味以水三升煮取一升頓服

心中風者翕翕發熱不能起心中飢食即嘔吐　心中寒其人苦病心如噉蒜狀劇者心痛徹背背痛徹心譬如蠱注其脈浮自吐乃愈　心傷者其人勞倦即頭面赤而下重心中痛而自煩發熱當臍跳其脈

弦此為心藏傷所致也　心死藏浮之實如麻豆按之益躁疾者死

心陽也得陽氣浮半表上者陰土陰液不能上起以和其陽陽從熱起熱從陽動熱甚如火炙曰心中風者翕翕發熱不能起半表上陽失陰助其氣虛曰心中飢食為陰半表上陽浮半裏下陰失陽温食入不化其氣逆曰食即嘔吐

寒水氣也得水氣居半裏者其人患病心中如噉蒜辣之狀曰心中寒者其人苦病心如噉蒜狀半裏之陰得陽則通半表之陽得陰則通心主半裏背主半表辣之甚者半裏陰氣不通半表痛則通於背半表陽氣不通半裏痛則通於心譬如蟲嚙曰劇者心痛徹背背痛徹心譬如蠱注半裏脈道水氣上浮者從口吐出陽氣

回還半裏乃愈曰其脈浮者自吐乃愈　傷損也勞火炎上也倦疲也陽氣炎於上損於下其人神疲曰心傷者其人勞倦赤火色也陽氣炎於上損於下頭面為之赤色底下之陰失陽氣上舉而重曰即頭面赤而下重煩陽失陰和也火炎於上中土之陰失陽氣內通而痛炎上之火失陰氣外固而煩曰心中痛而自煩臍中也跳

上也陽氣浮半表上不藏半裏下發熱當身中以上曰發熱當臍跳弦數也陽氣浮半表上不藏半裏下脈道之陽無陰和之而數曰其脈弦此彼之對彼陽氣浮半表上不藏半裏下陽氣損於裏曰此為心藏傷所致也　火得木而生陽氣浮半表上不藏半裏下木無根核之陽曰心死藏躁動也陽氣浮半表上不藏半裏下陽

失陰固其氣浮如麻片之不聚陰失陽疏其氣實如豆之堅陽氣浮半表上不藏半裏下下之陰土無陽生上之陽氣無陰固其氣躁疾而動散而不聚曰浮之實如麻豆按之益躁疾者死

邪哭使魂魄不安者血氣少也血氣少者屬於心心氣虛者其人則畏合目欲眠夢遠行而精神離散魂魄妄行陰氣衰者為顛陽氣衰者為狂

邪偏也、哭哀聲也、魂陽氣也、魄陰氣也、陰偏於
裏情志多哀、哀甚則哭、令表裏陰陽二氣不安
其居、曰邪哭使魂魄不安者、血氣少也。血氣陰
氣也、心氣陽氣也、陰氣少者屬陰中陽氣不多
也、曰血氣少者屬於心。陽氣少於陰中其人情
志多懼、曰心氣虛者其人則畏。夢覺之對、妄亂
也、陽氣少於陰中合目貪眠、眠時陽少陰固陰

金匱指歸　五藏風寒積聚篇卷之六　九

少陽溫寐中覺遠行、而精靈之氣不聚於裏、陰
陽亂行失常、曰合目欲眠夢遠行、而精神離散
魂魄妄行。陰得陽則明、半裏陰中陽氣衰微者
陰失陽明語言顛倒、陽得陰則明、半表陽中陰
氣衰微者陽失陰明語言狂亂、曰陰氣衰者為
顛、陽氣衰者為狂。

脾中風翕翕發熱、形如醉人、腹中煩重、皮目瞤瞤而
短氣、脾死藏浮之大堅、按之如覆杯潔潔、狀如搖
者死、

脾屬土、主地氣、得陽氣浮外、土之陰液不能外
運半表以固其陽、陽無陰固、陽從熱動、熱從陽
起、熱甚如火炙、曰脾中風翕翕發熱。陽氣浮外
不藏於裏、如酒氣上衝昏而不明、曰形如醉人。
陽氣不來復中土、浮外而煩腹中、陰失陽運而

金匱指歸　五藏風寒積聚篇卷之六　十

重、曰腹中煩重。陽得陰固、其氣靜而不動、其氣
長而不短、陽氣浮外、無陰固之、其陽不靜、皮目
為之跳動、半表之氣為之短而不長、曰皮目瞤
瞤而短氣。土得火而生、陽氣浮外不藏於裏
火不能生土、陰土陰堅、陽無陰固、陽氣散而不
聚、曰脾死藏浮之大堅。陰土陰堅、失陽氣溫之
疏之、形如覆杯、曰按之如覆杯潔潔、清也、寒也、潔

潔寒之甚也寒甚半裏下陽氣不能下基於土
搖動於上曰潔潔狀如搖者死
趺陽脈浮而濇浮則胃氣强濇則小便數浮濇相搏
大便則堅其脾為約麻仁丸主之
論解方解見陽明篇
腎著之病其人身體重腰中冷如坐水中形如水狀
反不渴小便自利飲食如故病屬下焦身勞汗出衣

裏冷溼久久得之腰以下冷痛腹重如帶五千錢甘
薑苓朮湯主之
腎堅也陽氣得陰則堅附於裏而不外浮陰液
得陽則堅附於表而不外洩病陽氣浮外無陰
液堅附陽氣於裏其人身體之陰失其陽運而
重曰腎著之病其人身體重腰身中也陽氣浮
外無陰液堅附陽氣於裏身中之陰失陽氣溫
之而冷形似水氣不行曰腰中冷如坐水中形
如水狀反回還也下半裏下也焦陽也水氣能
回還半表上潤於口其口不渴水氣能自利於
下為尿其水不停食為陰陽氣浮外無陰液堅
附陽氣於裏外求食之陰以堅陽其食如故諸
病屬下焦陽虛曰反不渴小便自利飲食如故
病屬下焦陽氣屈伸於外無陰液堅附陽氣於

裏遇勞動陰液隨之洩出為汗曰身勞汗出衣
依也陽氣不依附於裏裏之陰溼之氣失其陽
化久久得此身中以下無陽氣溫通而冷痛曰
衣裏冷溼久久得之腰以下冷痛錢貨泉也其
藏曰泉其行曰布取其流行無不徧也陽氣浮
外不復於土土之陰氣無陽氣從子左闢流徧
周身其腹重而不輕其陰聚而不行曰腹重如

帶五千錢甘薑苓朮湯主之。主甘草乾薑甘温氣味温土藏陽，茯苓淡甘通陰土之陰伏陽氣於裏，陰得陽則生，陽氣浮外，陰失陽生，以白朮甘温多液益土之陰，配内伏之陽，右四味象陰陽氣液口轉八方，以水五升煮取三升分温三服，象陰土得陽身中即温。

甘薑苓朮湯方

甘草　白朮各二兩　乾薑　茯苓各四兩

右四味以水五升煮取三升分温三服腰中即温

腎死藏浮之堅按之亂如轉丸益下入尺中者死

陰得陽而生，陽氣浮外不堅於裏，陰失陽生其氣散而不聚，曰腎死藏。陽失陰固其氣浮，陰失陽生其氣堅，曰浮之堅。按，下也，亂，治對，陽氣浮外不堅於裏，下之陰不治其陽，不和表裏亂如轉丸，曰按之亂如轉丸。益，增也，入，没也，尺中半裏半表下土中也，陰增底下陽没土中，曰益下入尺中者死。

問曰三焦竭部上焦竭善噫何謂也師曰上焦受中焦氣未和不能消穀故能噫耳下焦竭即遺尿失便其氣不和不能自禁止不須治久則愈

竭，五行轉運更相始也，三焦之陽合五行之氣轉運分部左右上中下更相為始，曰三焦竭部。噫，飽食息也，上焦陽氣不從午右闔轉運半裏，其氣從口善噯，曰上焦竭善噫。受，得也，上焦陽氣不從午右闔轉運半裏得中焦陽氣未能和利於下，不能消化穀食，故使飽息，曰上焦受中焦氣未和不能消穀故能噫耳。須，求也，愈，進也。

下焦陽氣不能從子左開轉運半表陰失陽固
即遺尿其陽氣不和於右利於左尿便不能自
禁止於下陽得陰則治不求陰陽二氣治於子
午久則病進曰下焦竭即遺尿失便其氣不和
不能自禁止不須治久則愈

師曰熱在上焦者因欬為肺痿熱在中焦者則為堅
熱在下焦者則尿血亦令淋閟不通大腸有寒者多

鶩溏有熱者便腸垢小腸有寒者其人下重便血有
熱者必痔

熱陽氣也上焦半表上也陽氣浮在半表上不
闔於午說下亥水之陰欠藏欠生天氣隨之不
右行尊上之水不右降阻礙氣道致欬卑下之
水不左升肌表不榮致形萎曰熱在上焦者因
欬為肺痿中焦半裏中也陰得陽則柔陽氣浮
在半表上不藏於亦中焦土之陰失陽氣溫疏
其陰不柔為之堅曰熱在中焦者則為堅下焦
半裏下也血為陰陰得陽則固陽氣浮在半表
上不開於子陰絡中血失陽氣固之左運半表
血逆半裏下從尿竅外出曰熱在下焦者則尿
血陽氣浮在半表上不開於子使木氣不達土
氣不疏水液淋下或秘塞不通曰亦令淋閟不

通鶩溏如鶩之後水糞雜下也半表上陽氣不
從午闔通暢於右陰土之陰得寒者水穀之精
華不能從胃之津門蒸出外榮肌表下趨腸中
水糞雜下曰大腸有寒者多鶩溏得陽氣不從
午闔通暢於右半裏下陰液滯而不行化為涷
垢曰有熱者便腸垢陽氣浮在半表上半裏下
之陰不從子通暢於左陰土之陰得寒者其人

在下之陰不能上舉陰絡中血不能內固而下利曰小腸有寒者其人下重便血痔後病也隱瘡也得陽氣浮在半表上不從子通帽於左表識半表下肛門旁絡中之陰不通而成瘡曰有熱者必痔。

問曰病有積有聚有穀氣何謂也師曰積者藏病也終不移聚者府病也發作有時展轉痛移為可治穀

氣者脇下痛按之則愈復發為穀氣

穀續也藏陰也府陽也病得陰氣積於裏裏陰失陽運其陰終不能移易於表曰積者藏病也終不移。病得陽氣聚於表其陽興起實于其時展轉不通之陰移易於表治陽闔午中聚者府病也發作有時展轉痛移為可治愈勝也陽氣不從午續於裏脇下之陰不通以手按之則痛勝復發外之陽氣內闔於午展轉脇下之陰為續陽氣於裏曰穀氣者脇下痛按之則愈復發為穀氣。

諸積大法脈來細而附骨者乃積也寸口積在胷中微出寸口積在喉中關上積在臍旁上關上積在心下微下關積在少腹尺中積在氣衝脈出左積在左脈出右積在右脈兩出積在中央各以其部處之

法象也附著也於陰氣積於裏之象脈道中陽氣來於表按之微細而著骨者乃陰積於裏陰失陽温陽失陰助也曰諸積大法脈來細而附骨者乃積也寸口半表半裏上也半表半裏上脈道中陽氣微細著骨者陰氣積居胷中曰寸口積在胷中微無也出見也脈道中陽氣無見半表半裏上陰氣積居喉中曰微出寸口積在

喉中，關上半裏中也。脉道中陽氣微細半裏中陰氣積居臍旁，曰關上積在臍旁。上關上半裏上也。脉道中陽氣微細半裏上陰氣積居心下，曰上關上積在心下。微下關半裏下也。脉道中陽氣微細半裏下陰氣積居少腹，曰微下關積在少腹。尺中半裏半表下也。氣衝底下氣道也。脉道中陽氣微細半裏半表下陰氣積居底下之氣道，曰尺中積在氣衝。脉道中陽氣微細見於左，積陰之氣居於左，脉道中陽氣微細見於右，積陰之氣居於右，曰脉出左積在左，脉出右積在右。脉道中陽氣微細兩手見積陰之氣居中央，曰脉兩出積在中央，處分別也。積陰所居各以部位分別，曰各以其部處之。

痰飲欬嗽篇

問曰：夫飲有四，何謂也？師曰：有痰飲，有懸飲，有溢飲，有支飲。問曰：四飲何以為異？師曰：其人素盛今瘦，水走腸間，瀝瀝有聲，謂之痰飲。飲後水流在脇下，欬唾引痛，謂之懸飲。飲水流行，歸於四肢，當汗出而不汗出，身體疼重，謂之溢飲。欬逆倚息，不得卧，其形如腫，謂之支飲。

曰口入，痰從來，飲從食入，食為陰水穀之陰，得陽氣蒸運，口纔入，太陰液外禁肌表，其人體豐，不病痰飲。陰欠陽氣蒸運，口纔入，太陰液不外禁肌表，其人體瘦，則痛痰飲，所以謂飲痛有四也。間隙也。火炎於上，不藏於下，水穀之陰欠陽氣蒸運，不復外充肌肉，化為痰飲，走於腸外空隙處，瀝瀝作響，曰其人素盛今瘦，水走腸間漉漉有聲謂之痰飲後半裏也脇下陽氣樞闔陰氣樞開之部署也懸繫也水穀之陰欠陽氣蒸運化而為飲飲之陰繫半裏氣道流居脇下陽氣樞闔陰氣樞開為之不利曰飲後水流在脇下欬唾引痛謂之懸飲四肢四旁也水穀之陰欠陽氣蒸運化而為水溢於四旁當汗出毛竅而不外出陽氣屈伸表裏次第不通其

身疼重曰飲水流行歸於四肢當汗出而不汗出身體疼重謂之溢飲倚偏也支如竹葉下垂也飲陰偏右其氣不能從心下達故不得寢飲偏之處失陽氣運之其形若腫腫處如竹葉下垂曰欬逆倚息不得臥其形如腫謂之支飲

水在心心下堅築短氣惡水不欲飲　水在肺吐涎沫欲飲水　水在脾少氣身重　水在肝脇下支滿嚏而痛　水在腎心下悸

心火藏也屬半裏中心下脾土也築擣也水居半裏中脾之陰失陽氣溫潤而堅心之陽不從右達於左陽無陰固逆半裏中如杵之擣動曰水在心心下堅築半表陽得陰濟其氣長而不短半裏陰得陽通土中水氣流行不惡飲水半表陽失陰濟其氣短而不長半裏陰失陽通土

中水氣不行故惡水不愛飲曰短氣惡水不欲飲肺金藏也屬半表半裏上水居半表半裏上不從子回還半表上潤陽土之燥口吐涎沫愛飲水以潤其燥曰水在肺吐涎沫欲飲水脾土藏也屬半裏下水居半裏下少陽氣藏於土中身之陰失其陽運而重曰水在脾少氣身重肝木藏也屬半表下水居半表下脇下陰

失陽開氣滯而閤木氣喜達木氣左升不能右降其氣從鼻竅噴出脇下樞滯不通而痛曰水在肝脇下支滿嚏而痛　腎水藏也屬半裏半表下陰得陽不悸水居半裏半表下陰土失温陰中陽虛而悸曰水在腎心下悸

夫心下有留飲其人背寒冷如掌大　留飲者脇下痛引缺盆欬嗽則輒已　胷中有留飲其人短氣而

渴四肢歷節痛脈沉者有留飲

留止也與流通覆手為爪反手為爪今作掌夫脾土得水之陰止而不流其陽不覆於背反於背背部陰失陽温而寒曰夫心下有留飲其人背寒冷如掌大　缺盆人乳房上骨名輒忽然也已甚也脾土得水之陰止而不流脇下樞開不通而痛牽引乳房上骨水之陰阻礙半裏氣道於欬嗽時其痛忽然更甚曰留飲者脇下痛引缺盆欬嗽則輒已　胷上半裏上也半裏上得水之陰止而不流其人半表陽失陰濟而短氣陽土氣燥不潤而口渴曰胷中有留飲其人短氣而渴半裏上水之陰止而不流陰中陽少陰氣徧及四肢骨節中不通而痛曰四肢歷節痛沉主裏脈道之裏陽少者得半裏上水之陰

止而不流曰脈沉者有留飲

膈上病痰滿喘欬唾發則寒熱背痛腰疼目泣自出其人振振身瞤劇必有伏飲

膈胷上也唾口津也胷上病痰陰失陽運而滿其氣不能從子左開逆半裏上耑從口出而喘亥水之陰欠藏口中津液逆於氣道而欬唾曰膈上病痰滿喘欬唾陽氣發揚於外肌表之陰

失陽氣温之則寒陽氣發揚於外無地之陰液
和陽於表無天之陰氣固陽於裏則熱曰發則
寒熱陽氣發揚於外背部陰失陽通曰背痛腰
管之陰失其陽通曰腰疼陽氣上開於目發揚
於外陰液不能循目系下降淚從目出曰目泣
自出振同震半裏之陰得地之陽氣温生震動
半表半表之陽得天之陰氣清降震動半裏其

金匱指歸　痰飲欬嗽篇卷之六　六

身不瞤動陽氣發揚震震於外無地之陰液和
陽於表無天之陰氣固陽於裏致身瞤劇表識
此病得伏飲於裏曰其人振振身瞤劇必有伏
飲

夫病人飲水多必暴喘滿凡食少飲多水停心下甚
者則悸微者短氣脈雙弦者寒也皆大下後喜虛脈
偏弦者飲也

夫陽氣病浮於外飲水多半裏水失陽運其水
不降必猝喘而滿曰夫病人飲水多必暴喘滿
凡陽氣浮外不能蒸化穀食故食少陽氣浮外
陰土陰液不能轉運半表上潤陽土之燥故飲
水多曰食少飲多甚深也水停脾土深陰中陽
虛而悸曰水停心下甚者則悸微無也陽得陰
其氣長而不短水停脾土陰中陽虛無陰液來

金匱指歸　痰飲欬嗽篇卷之六　七

半表上濟其陽者陽中陰虛而短氣曰微者短
氣半表之陽無陰濟之其陽氣虛於半表而寒
半裏之陰無陽温之其陽氣虛於半裏而寒如
斯表裏脈道陰陽兩虛曰脈雙弦者寒也大半
表上也下半裏下也後嗣也善猶多也諸病皆
屬半表上半裏下陰陽氣液嗣續左右多虛曰
皆大下後善虛中之兩旁曰偏脈脈道中寒氣

或偏左或偏右此係水飲內停無陽氣蒸運故
也曰脈偏弦者飲也
肺飲不弦但苦喘短氣 支飲亦喘而不能臥加短
氣其脈平也
肺指半表半裏上也弦則為減半表上陽不右
降半裏上飲陰不減曰肺飲不弦苦患也患半
裏上飲陰不減半裏下陰不左闔其氣逆半裏

上嵩從口出而喘半表上陽無陰助其氣少半
表上而短曰但苦喘短氣 亦大也飲陰偏處
半裏上大喘而不能寢息曰支飲亦喘而不能
臥加上也飲陰偏處半裏上大喘半裏下陰不
左闔半表上陽無陰助其氣短曰加短氣平治
也飲陰偏處半裏上半裏下陰氣無陽治於子
半表上陽氣無陰治於午曰其脈平也

病痰飲者當以溫藥和之 心下有痰飲胷脇支滿
目眩苓桂朮甘湯主之
病陽氣浮外在內之水失其陽運而為痰飲者
主用熱藥溫土之陰曰病痰飲者當以溫藥和
之 心下脾土也支分也陽氣上開於目得陰
濟之目光不亂脾土有痰飲其陰不左開胷脇
之陰不能分運半表而作悶半表之陽失陰濟

之而目光眩亂曰心下有痰飲胷脇支滿目眩
苓桂朮甘湯主之陰土之陰得陽氣內伏陰土
氣靈脾土有痰飲陽不內伏陰土之氣不靈主
茯苓淡甘氣味通陰土之陰脾土有痰飲陽不
內伏表裏經道不溫以桂枝辛溫通表裏經道
之陰陰得陽則生脾土有痰飲陽不內伏陰液
土味不足於裏以白朮甘溫甘草甘平取液多

味濃益之右四味以水六升象陰陽氣液口轉
八方陰數得陽變於六煮取三升象陽數藏於
土中分温三服小便則利象陰數得陽半裏之
陰則利半表

苓桂朮甘湯方

茯苓　桂枝　白朮各三兩　甘草二兩

右四味以水六升煮取三升分温三服小便則

利

夫短氣有微飲當從小便去之苓桂朮甘湯主之腎
氣丸亦主之

夫陽無陰濟其氣則短半表上得半裏下幽微
處飲停當從熱藥温脾土之陰去半表上以濟
其陽曰夫短氣有微飲當從小便去之苓桂朮
甘湯主之陽不內伏陰液不足於裏還半

表上以濟其陽生地黄甘寒多汁培土之液山
藥甘平培土之氣牡丹皮辛寒堅金水表陰固
土之氣山茱萸味酸斂陽氣還半裏下温生木
之根核澤瀉茯苓淡甘舒利澤中水氣回還半
表上以濟其陽桂枝辛温温表裏經道之陰附
子辛温温水土元陽從子左開右八味象陰數
得陽正於八末之煉蜜和丸丸員轉也象陰陽

氣液員轉表裏毋失時也曰腎氣丸亦主之

苓桂朮甘湯方見上

腎氣丸方見中風歷節篇

病者脉伏其人欲自利利反快雖利心下續堅滿此
爲留飲欲去故也甘遂半夏湯主之

伏匿藏也陽道中水氣匿藏土裏不開半表由
病者脉伏欲之爲言續也反而還也快急心疾也

金匱指歸　痰飲欬嗽篇卷之六　十二

其本陽氣繼續自利半裏下不得陽利其水由
[illegible]
運半表下從穀道去急疾下利申其水自利
[illegible]
利反快雖設也設水氣利半表下從穀道去速
[illegible]
疾下利脾土之陰不繼堅而氣開此爲土中水氣
[illegible]
半而不行陽氣繼續去半表上故也申雖利心
[illegible]
下續堅滿此爲留飲欲去故也甘遂半夏湯主
[illegible]
之水半脾土中水土之氣不能圓轉八方逆其
[illegible]
生發土甘遂甘氣味逆其停水而逆其土之
[illegible]
生發取三枚者象陽數以生陰也半夏氣味辛
[illegible]
平取十二枚象地支十二數以水一升煮取半
[illegible]
升去滓降逆上之陽入半裏土中散水氣環抱
[illegible]
地支芍藥苦平取五枚者疏泄半裏下土氣甘
草甘平取如指大一枚象一陽陽氣從中土外
[illegible]右四味象陰數得陽口轉八方以水二

升煮取半升去滓象陰數偶陽還半裏也以蜜
半升和藥汁煎取八合取蜜性甜緩緩陽氣藏
半裏土中陰土之陰得陽氣蒸運正於八頓服
之取一氣服下入陰土中逆其所止之水毋傷
陰土中真水

甘遂半夏湯方

甘遂大者三枚　半夏十二枚以水一升煮取半升去滓
芍藥五枚　甘草如指大一枚炙
右四味以水二升煮取半升去滓以蜜半升和藥汁煎取八合頓服之

金匱指歸　痰飲欬嗽篇卷之六　十三

脈浮而細滑傷飲　脈弦數有寒飲冬夏難治　脈沉而弦者懸飲內痛病懸飲者十棗湯主之
陽得陰濟不細半表脈中陽得陰固不滑半表
脈中陽氣外浮陽失陰濟而脈細半表陽失陰

固而脈滑半表曰脈浮而細滑傷痛也陽氣浮外裏陰失陽通而痛裏陰失陽運而為飲曰傷飲。弦則為寒數則為熱半裏陰失陽溫則寒生半表陽失陰固則發熱曰脈弦數得半裏陰失陽溫陰失陽運而為飲曰有寒飲得半裏陰失陽溫陰失陽運冬之陰患半表陽氣不來半裏治於子夏之陽患半裏陰液不來半表治於

午曰冬夏難治。沉裏也半裏脈中陰失陽溫而寒者是繫陰於裏繫陰於裏陰失陽通則痛曰脈沉而弦者懸飲內痛病陽氣浮外繫陰於裏曰病懸飲者十棗湯主之化生萬物悉主元陽繫陰於裏元陽開則氣浮以芫花辛溫氣味散半裏所繫之陰繫陰於裏土味不能轉運四方逐其生發之氣以甘遂辛甘氣味逐其水而遂其生繫陰於裏以大戟苦寒氣銳逐其水毋使稍停無繫陰於裏元陽開則不浮一升十合也半物中分也以水一升半象天生地成十數從中土分運四方復合為一也水藏土中遂其停水恐傷脾土之真水先煮大棗肥者十枚意先取味厚氣濃之物培固四方土氣毋使真水下泄取八合象陰數得陽正於八復合為一開

於子也强人服一錢匕羸人服半錢匕平旦溫服平旦晨明也晨明時陽氣引達半表下服此方逐半裏停水不傷其陽故取平旦溫服若下少病不除者明日平旦更加半錢匕得快下利毋使氣味留連後以糜粥自養助胃中之陰和陽氣內闔午也

十棗湯方見太陽篇卷六

病溢飲者當發其汗大青龍湯主之小青龍湯亦主之

病陽氣浮外水穀之陰欠陽氣蒸運化而為水溢於四旁當發其土中水氣外達毛竅為汗曰病溢飲者當發其汗大半表也龍指陽氣也水溢四旁半表陽氣不闔半裏半裏水氣不開半表曰大青龍湯主之方中重用麻黃苦溫氣味

啟半裏水氣合陽氣震動半表上交姤於午石膏辛寒清降天氣堅金水表陰固陽闔午桂枝辛溫溫表裏經道之陰杏仁苦溫滋潤滑利表裏關節之滯陽浮半表肌土陰塞土味不足於上甘草甘平助在上土味以和其陽生薑辛溫化氣橫行疏泄表裏土中水氣大棗甘平用十二枚取味厚汁濃資助土液合辛溫氣味環轉

周身右七味象一陽開陽得陰一變而為七以水九升象陽數得陰變而為九先煮麻黃減二升去上沫減輕也二陰數也象陽舉而陰從輕也內諸藥煮取三升象三陽藏土中也去滓溫服一升象一陽從土中開於子也小半裏也陽不內藏於亓半裏下陰土不溫水氣不左行以麻黃開陰土水氣桂枝辛溫通表裏經道之陰

半夏辛平降逆上陽氣散土中水結芍藥苦平疏泄表裏土氣細辛辛溫通脈絡中幽微處水氣乾薑辛溫守而不走溫半裏下土氣以藏陽陽浮半裏上土味不足半表下以甘草極甘培之五味子酸溫斂陽氣藏於土中復於子使五味轉運表裏不失生生氣化之機右八味以水一斗象陰數得陽正於八合陽氣復於一先煮

麻黄減二升減輕也二陰數也象陽舉而陰氣從輕去上沫內諸藥煮取三升去滓溫服一升象三陽來復半裏一陽闔於子也

大青龍湯方 見太陽篇卷一

小青龍湯方 見太陽篇卷二

膈間支飲其人喘滿心下痞堅面色黧黑其脈沉緊得之數十日醫吐下之不愈木防己湯主之虛者即

愈實者三日復與不愈者宜木防己湯去石膏加茯苓芒硝湯主之

飲陰偏處膈間阻半表陽氣內藏脾土失溫陰氣不左闔上逆半裏上其人氣喘胷滿曰膈間支飲其人喘滿飲陰偏處膈間阻半表陽氣內藏脾土失溫陰氣不左闔曰心下痞堅黧黑而黃也陽得陰則明脾土失溫陰氣不左闔陽失陰明面顏黃黑曰面色黧黑飲陰偏處膈間阻半表陽氣內藏脾土不溫裏陰失其陽舒曰其脈沉緊數責也十日酉時也吐生也下半裏表也愈進也得飲陰偏處膈間半表陽氣不藏於脾土不溫以意會之溫生半裏下脾土之陰以藏其陽其陽不進半裏下主清降天氣助土之陰液固陽於裏曰得之數十日醫吐下之不愈

木防己湯主之防己石膏辛平氣寒清降天氣固陽藏酉陽不藏酉表裏經道不溫以桂枝辛溫溫表裏經道之陰陰得陽則生陽不內藏於酉溫生其陰陰液不足於裏以人參甘寒多液和陽氣內藏右四味以水六升象陰數得陽變於六煮取二升分溫再服象一陽舉二陰偶之分溫表裏天氣不能清降其陽液虛半裏者脈

此湯陽氣即進半裏內藏於丣曰虛者即愈三日寅時也陰液堅實半裏下者寅時陽氣來半表下其人喘滿心下痞堅復作再與木防己湯其陽不前進半裏藏於丣者適木防己湯去石膏清降天氣加茯苓淡通陰土之陰芒硝鹹寒下降入半裏下軟其燥堅右五味以水六升㕘陽氣藏半裏土中陰數得陽變於六煮取二升

（加茯苓芒硝湯主之曰實者三日復發復與不愈者宜木防己湯去石膏加茯苓芒硝湯主之去石膏）

去滓內芒硝再微煎分温再服微利則愈㕘一陽舉得二陰偶之分温半裏幽微處之陰得利半表以固其陽則愈

木防己湯方

木防己三兩 石膏如雞子大二枚 桂枝二兩 人參四兩

右四味以水六升煮取二升分温再服

木防己去石膏加茯苓芒硝湯方

木防己 桂枝各二兩 茯苓 人參各四兩

芒硝三合

右五味以水六升煮取二升去內芒硝再微煎分温再服微利則愈

心下有支飲其人苦冒眩澤瀉湯主之

目得陽而開得陰而明脾土有飲陰偏處其人半裏之陰不能外致半表患地氣昏冒其明如

有物蔽於前而目昡亂也曰心下有支飲其人苦冒眩澤瀉湯主之寫輸也澤寫氣味甘淡能輸布澤中水氣上濟其陽白朮甘溫多液固在上陽氣回還半裏以運其陰右二味以水二升煮取一升分温再服㕘陰數偶陽開於子分温表裏也

澤寫湯方

澤寫五兩 白朮二兩

右二味以水二升煮取一升分溫再服

支飲胷滿者厚樸大黄湯主之

飲陰偏蔙脾土胷中陰氣不降而悶者主厚樸苦溫大黄苦寒內疏土氣外堅金水表陰以固其陽枳實臭香形圓轉運脾土之陰無偏於裏右三味以水五升彖三陽陽氣內藏土中煮取

金匱指歸　痰飲欬嗽篇卷之六　三十二

二升分溫再服彖陽數舉得二陰偶之曰支飲胷滿者厚樸大黄湯主之

此方煎法及大黄之分兩恐錯何也飲陰偏蔙脾土是陽氣不足於裏陰液內停非脾土之氣板實不疏若將大黄同煎其氣濃而下降脾土陰液下洩不能內和其陽揣摩病藥大黄祇能用二兩以水五升先煮厚樸枳實取二升內大黄煎一沸去滓分溫再服取味淡氣輕外堅金水表陰固陽氣內藏枳實厚樸味濃下降轉運脾土中所停之飲陽氣內藏脾土陰氣轉運支飲胷滿自除

厚樸大黄湯方

厚樸一尺　大黄六兩　枳實四枚

右三味以水五升煮取二升分溫再服

金匱指歸　痰飲欬嗽篇卷之六　三十三

支飲不得息葶藶大棗瀉肺湯主之

飲陰偏蔙半表半裏上其氣不得從心下達而寢息曰支飲不得息葶藶大棗瀉肺湯主之飲陰偏蔙半表半裏上其氣不得從心下達而寢息脾土水氣不左行表裏氣道燥而不潤主葶藶甘寒滑潤入土中通利水道降其氣逆大棗用十二枚合地支之數取汁厚氣濃環抱表裏

固其陽也、

葶藶大棗瀉肺湯方見肺癰篇

嘔家本渴渴者為欲解今反不渴心下有支飲故也、

小半夏湯主之

嘔家謂素有宿飲嘔病也宿飲嘔去脾土真陰未能上濟其陽陽土當燥而不潤外求水以濟其燥此為宿飲欲除是時反不渴此脾土中有

飲陰偏處未除故也、（[illegible]）主半夏辛平降逆上陽氣散土中水結生薑辛溫化氣橫行疏泄表裏土氣以行其水右二味以水七升象二陰偶陽復於七煮取一升半分溫再服象一陽從子外開分溫半表一陽舉得二陰偶之從午內闔分溫半裏也。甲嘔家本渴渴者為欲解今反不渴心下有支飲故也小半夏湯主之

小半夏湯方

半夏一升　生薑半斤

右二味以水七升煮取一升半分溫再服、

腹滿口舌乾燥此腸間有水氣己椒藶黃丸主之、

陽氣不來復腹中腹中陰失陽運而滿陽氣不來復腹中陰土陰液不從子左舒上潤口舌而口舌乾燥腸暢也陽氣不能內藏半裏通暢陰

土間之水氣曰腹滿口乾舌燥此腸間有水氣（主己椒藶黃丸）己藶椒黃丸主之防己辛平大黃苦寒外固其陽椒目辛溫內運己土之陰葶藶甘寒滑潤入土中通利水道降其氣逆右四味末之蜜丸象陰數偶陽圓轉八方也如梧子大先食飲服一丸象一陽先陰入半裏下圓轉其陰日三服稍增象陰陽氣液轉運表裏毋失其時也口中有

津液渴者是陰陽氣液逆半裏上半表上陽土
氣燥加芒硝半兩取鹹寒氣味降半裏逆上陰
陽氣液內藏半裏下回還半表上潤陽土氣燥
故加之、

己椒藶黄丸方

防己　椒目　葶藶　大黄各一兩

右四味末之蜜丸如梧子大先食飲服一丸日

三服稍增口中有津液渴者加芒硝半兩、

辛嘔吐心下痞膈間有水眩悸者小半夏加茯苓湯
主之、

水氣逆半裏上暴嘔吐曰辛嘔吐脾土之陰失
陽氣左運曰心下痞膈間半裏上也半裏上有
水氣不降半表上陽失陰固而目眩心悸曰膈
間有水眩悸者小半夏加茯苓湯主之主半夏
辛平降逆茯苓淡甘通陰土之陰生薑辛溫化
氣橫行疏泄表裏土氣以行其水右三味以水
七升象陽數得陰復於七煮取一升五合分溫
再服象一陽從中土開於子分溫半表一陽舉
得二陰偶之闔於午分溫半裏也、

小半夏加茯苓湯方

半夏一升　生薑半斤　茯苓四兩

右三味以水七升煮取一升五合分溫再服、

假令瘦人臍下有悸吐涎沫而顛眩此水也五苓散
主之、

水穀之陰得陽氣蒸運口繞八方外榮肌表其
人體豐氣强不病痰飲陰失陽氣蒸運口繞八
方陰液不外榮肌表其人體瘦氣弱則病痰飲、
臍下半裏下也假令陽氣浮半表上半裏下陽

虛而悸水逆半裏上口吐涎沫陽浮半表上無
陰濟之而顛頂致眩此水氣居於裏不能達於
表和其陽也曰假令瘦人臍下有悸吐涎沫而
顛眩此水也五苓散主之五土數也苓靈也陰
得陽則靈散布也陰得陽則布陽浮半表上無
陰液布於表以和其陽白术甘溫多脂固半表
上陽氣陽浮半表上表裏經道不溫以桂枝辛

溫溫表裏經道之陰澤瀉甘寒輸轉澤中水氣
上濟其陽茯苓猪苓淡甘入土中化氣行水右
五味為末五土數也白飲米飲也服方寸匕日
三服多服煖水汗出愈象三陽得米飲之陰入
土中運居裏之水氣外達毛竅和利表裏則愈

五苓散方　見太陽篇卷三

附方

外臺茯苓飲　治心胸中有停痰宿水自吐出水
後心胸間虛氣滿不能食消痰氣令能食

茯苓　人參　白术各三兩

枳實二兩　橘皮二兩半　生薑四兩

右六味以水六升煮取一升八合分溫三服如
人行八九里進之

心胸中有停痰宿水自吐出水後心胸間虛氣

滿不能食此指半裏停痰宿水吐出後半裏液
少不能和陽氣內疏其土服此方以茯苓淡通
陰土之陰人參白术多液和陽氣內固於裏枳
實橘皮味厚氣香入半裏下化陰土之濁生薑
辛溫化氣橫行疏泄表裏土氣右六味象陰數
得陽變於亥陽數得陰還於巳煮取一升八合
象一陽開於子陰數得陽正於八陰陽氣液分

温表裏也。

欬家其脈弦為有水十棗湯主之

欬家謂亥水欠藏之家。弦則為寒，亥水欠藏之家其半裏脈道之陰多寒，半裏脈道之陰多寒，緣有水氣内拒，曰欬家其脈弦為有水十棗湯主之。水氣内拒，以芫花辛温氣味散其水氣，水拒半裏，土味不能轉運四方，遂其生發之氣，以

甘遂辛甘氣味逐其水，而遂其生，水拒半裏，以大戟苦寒氣鋭逐其毋使稍停，先煮大棗肥者十枚，取味厚氣濃培固四方土氣，毋使真水下泄。

十棗湯方 見上

夫有支飲家欬煩胸中痛者不卒死至一百日或一歲宜十棗湯。

人之生氣之聚也，聚則為生，散則為死。說文：不字鳥飛上翔不下來也，从一，一猶天也，象形。至字飛鳥从高下至地，从一，一猶地也，象形。一百日，一一陽也，白字从入从二，謂一陽陽氣入二陰中。或字从口从戈以守一，一地也，歲遂也。夫得飲陰偏處之家，亥水之陰欠藏於卯，阻礙半裏氣道致欬，半表上陽失陰和致煩，半裏上陰

失陽通致痛，是飲陰偏處半裏上，陽氣偏處半表上，如鳥飛上翔不下來也。陽氣偏處半表上聚而未散，不暴死，來一陽陽氣入二陰中闔午藏卯，下入地中，開於子，逐土中所停之水，遂其土氣生發，適十棗湯之理，曰夫有支飲家欬煩胸中痛者不卒死至一百日或一歲宜十棗湯。

久欬數歲其脈弱者可治實大數者死其脈虛者必

苦冒其人本有支飲在胸中故也治屬飲家

久常也數頻數也急也歲越也亥水之陰常欠藏於裏阻礙氣道致欬陽氣頻數於表越於外半表脈道中陽氣失半裏陰液助之弱而不大不急弱而不大不急其氣聚而未散陽可得陰治於午陰可得陽治於子曰久欬數歲其脈弱者可治陽氣充實半表上大而急者其氣散而

金匱指歸　痰飲欬嗽篇卷之六　三三

不聚曰實大數者死陽得陰不虛半表半裏脈中之陰不能外致半表半表陽虛必患地氣昏冒其明曰其脈虛者必苦冒其地氣昏冒其明本有飲陰偏處在半裏上曰其人本有支飲在胸中故也半表陽氣不能得陰治於午屬飲陰偏處半裏上曰治屬飲家

說文歲字从步戌聲律歷書名五行為五步一說从步者躔度之行可推步也从戌者木星之精生於亥自亥至戌而周天戌與歲亦諧聲

欬逆倚息不得臥小青龍湯主之

倚偏也飲陰偏半裏其氣不能從心下達不得寢主小青龍湯運半裏之陰使陽氣內藏得其寢息曰欬逆倚息不得臥小青龍湯主之

小青龍湯方見上

金匱指歸　痰飲欬嗽篇卷之六　三四

青龍湯下已多唾口燥寸脈沉尺脈微手足厥逆氣從小腹上衝胸咽手足痺其面翕熱如醉狀因復下流陰股小便難時復冒者與茯苓桂枝五味甘草湯治其氣衝

下半裏下也己己土也多勝也唾口津也服小青龍湯溫半裏下己土之陰津液勝半裏上不能下降從子左開上半表上以潤口燥曰青龍湯

下己多唾口燥、寸主半表沉没也、尺主半裏微
衰也、半裏之陰得陽氣溫生半表脉道之陰不
没、半裏之陰失陽氣溫生半表上脉道陰没、曰
寸脉沉、半表陽得陰固半裏脉道之陰不衰半
表陽失陰固半裏陰失陽生而氣衰、曰尺脉微、
陽不藏卯、短半裏下不順接半表上四肢冷而
不溫、曰手足厥逆、小腹半裏下也、胷半裏上也、

金匱指歸　痰飲欬嗽篇卷之六　三四

咽同嗌、塞也、半裏下陰氣不得陽氣從子左開、
其氣上衝半裏上胷中及咽若塞、曰氣從小腹
上衝胷咽、面半裏上也、翕聚也、陽不藏卯手足
之陰痹塞不通其陽聚半裏上發熱面赤如醉
狀、曰手足痹其面翕熱如醉狀、股腳也、會意陽
不藏卯復陽氣藏半裏下流行兩腳之陰、曰因
復下流陰股、陽不藏卯半裏之陰患無陽氣開

於子陰氣時復冒上昏蔽其明者病如此象以
茯苓淡甘通陰土之陰、桂枝辛溫溫通表裏經
道之陰、重用五味子酸溫斂半裏上陽氣還半
裏下開於子、陽不藏卯土味不足半裏下以甘
草極甘培土氣以固其陽、陰得陽治其陰左開
小腹之氣即不上衝、曰小便難時復冒者與茯
苓桂枝五味甘草湯治其氣衝、右四味以水八

金匱指歸　痰飲欬嗽篇卷之六　三五

升象陰數得陽正於八、煮取三升去滓分溫三
服象陽數得陰分運表裏也、

桂苓五味甘草湯方

桂枝　茯苓各四兩　五味子半升　甘草三兩炙

右四味以水八升煮取三升去滓分溫三服、

衝氣即低而反更欬胷滿者用桂苓五味甘草湯去
桂加乾薑細辛以治其欬滿、

低高之反也服桂苓五味甘草湯斂陽氣藏半裏下闔陰氣於子上衝之陰氣從高處而反於下曰衝氣即低服此湯如反更欬胷滿者此陽氣得斂內藏半裏下半裏上氣道中水氣未能隨陽氣內藏半裏下從子左開半表者用此湯去桂加乾薑細辛溫脾土之陰藏逆上之水曰而反更欬胸滿者用桂苓五味甘草湯去桂加

乾薑細辛以治其欬滿

苓甘五味薑辛湯方

茯苓四兩　甘草　乾薑　細辛各三兩

五味子半升

右五味以水八升煮取三升去滓溫服半升日三

欬滿即止而更復渴衝氣復發者以細辛乾薑為熱藥也服之當遂渴而渴反止者為支飲也支飲者法當冒冒者必嘔嘔者復內半夏以去其水

更復也復反也服苓甘五味薑辛湯亥水之陰藏半裏下流行半表欬滿即止而復反口渴是陰土之液未能上潤陽土之燥故渴曰欬滿即止而更復渴復還也發開也衝氣還半裏下開於子者以細辛乾薑為溫通陰土之藥陰土得

溫其陰氣即從子左開也曰衝氣復發者以細辛乾薑為熱藥也服之指上之熱藥也遂竟也服熱藥主溫陰土之陰陰土液少其液不足以上潤陽土之燥竟渴曰服之當遂渴服熱藥而渴反止者為飲陰偏處於裏也曰而渴反止者為支飲也飲陰偏處於裏不左開者病象當半裏下之陰氣時復半裏上昏蔽其明陰氣時復

半裏上皆蔽其明者表識半裏下水氣無所區
別逆半裏上從口而嘔水氣無所區別逆半裏
上從口而嘔者再内半夏前方中降逆上之水
曰支飲者法當冒冒者必嘔嘔者復内半夏以
去其水

苓甘五味薑辛半夏湯方

茯苓四兩　甘草　細辛　乾薑各二兩

金匱指歸　痰飲欬嗽篇卷之六　三六

半夏　五味子各半升

右六味以水八升煮取三升去滓温服半升日
三服

水去嘔止其人形腫者加杏仁主之其證應内麻黄
以其人遂痹故不内之若逆而内之者必厥所以然
者以其人血虚麻黄發其陽故也

半裏之水從口嘔去其人形腫是陰土絡中陰
虚陽少其陽氣不能内温陰土之陰逆於肌表
而形腫加杏仁於前方中主甘温氣味柔潤陰
土脈絡中氣滯温生陰土之陰曰水去嘔止其
人形腫者加杏仁主之遂成也其證腫應内麻
黄其人陰土絡中陰虚陽少成痹故不内麻黄
曰其證應内麻黄以其人遂痹故不内之逆不
順也厥短也若不順其理而内麻黄者陽氣必

金匱指歸　痰飲欬嗽篇卷之六　三七

短於陰土脈絡曰若逆而内之者必厥所以然
不用麻黄者因其人半裏之水從口嘔去陰土
絡中陰虚陽少麻黄能發陰土絡中有餘之水
至表故也曰所以然者以其人血虚麻黄發其
陽故也

苓甘五味加薑辛半夏杏仁湯方

茯苓四兩　甘草　乾薑　細辛各三兩

五味子　半夏　杏仁各半升
右七味以水一斗煮取三升去滓温服半升日
三服、
若面熱如醉此為胃熱上衝熏其面加大黄以利之
面指半裏上也胃指半表上也熱陽氣也若半
裏上面熱色赤如醉此為半表上陽氣上衝熏
其面加大黄於前方中取苦寒氣味固陽氣闔

午藏卯以利半裏下之陰曰若面熱如醉此為
胃熱上衝熏其面加大黄以利之
苓甘五味加薑辛半杏大黄湯方
茯苓四兩　甘草二兩　乾薑　細辛各三兩
五味子　半夏　杏仁各半升　大黄三兩
右八味以水一斗煮取三升去滓温服半升日
三服、

先渴後嘔為水停心下此屬飲家小半夏加茯苓湯
主之
陽氣先陰開於子半表上胃土氣燥不潤而渴
半裏下水氣無所區別逆半裏上從口而嘔為
水停脾土此屬飲陰偏處之家主小半夏加茯
苓降逆上陽氣散土中水結曰先渴後嘔為水
停心下此屬飲家小半夏加茯苓湯主之

小半夏加茯苓湯方見上

金匱指歸

庚

傷寒雜病論金匱指歸卷七

消渴小便不利淋病篇

厥陰之為病消渴氣上衝心心中疼熱飢而不欲食
食則吐蚘下之利不止

厥陰主闔厥言也闔合也言陰而為合陽氣闔於子交紐丑土言陰不合陽氣交紐丑土者[illegible]

上土燥不潤而病消渴曰厥陰之為病消渴心中半裏之中也言陰不合陽氣交紐丑土陰陽之氣不循半表經道轉運上升上逆心中而疼熱曰氣上衝心心中疼熱半表之陽失陰液助之胃中氣虛而覺飢半裏之陰失陽氣溫之食入胃陽氣蒸化曰飢而不欲食蚘陰類喜陽氣以溫養食入於陰長氣於陽陽無陰固陽氣浮半表上食入無陽氣蒸化蚘不得陽溫養就暖而上至曰食則吐蚘下之之指半裏下陰液也止已也半裏下陰液不合陽氣交紐丑土以陰液下利不已曰下之利不止

寸口脈浮而遲浮即為虛遲即為勞虛則衛氣不足勞則榮氣竭趺陽脈浮而數浮即為氣數即消穀而大堅氣盛則溲數溲數則堅堅數相搏即為消渴

寸口半表上也浮陽氣浮也遲滯也半表上陽失陰固氣浮而滯曰寸口脈浮而遲陽浮半表上無陰液助之氣虛曰浮即為虛陽浮半表上無陰液固之闔午言陽氣滯於半表為火

炎上也曰遲即为勞陽得陰助不衰半表陽浮
半表上無陰液助之衛外之陽不足曰衰即衛
氣不足陰得陽助不衰半裏火炎半表上不來
復半裏下陰無陽助榮內之陰氣敗曰勞即榮
氣竭趺同跗附也跗足背也足背屬半裏下脈
中陽道也陽氣由半裏下附子時而開陽失陰

和陽失陰固失陽開氣浮半表上而數曰趺陽
脈浮而數大半表也陽失陰和陽失陰固失氣
數半表上即消穀食之陰以濟之外半表上陽
氣不來半裏下陰土之氣即堅曰浮即为氣數即
即消穀而大堅溲屎也陽氣留半表上陰土之
水無陽氣轉運半表上即屎數半裏下陰土之

陰無陽氣內溫則燥堅半裏下曰氣盛則溲數
溲數即堅相質也搏索持也陰土燥堅陰不左
開陽數半表陽不右圍質陰陽氣液索持表裏
陽土無陰濟即渴欲飲水曰堅數相搏即为消
渴
陽土得陰失陽不滯半表上陰土得陽失陰不

堅半裏下

男子消渴小便反多以飲水一斗小便亦一斗腎氣
丸主之

陰土得陽生說之男子陽氣光陰淫子左開陽
無陰濟陽土氣燥故渴欲飲水曰男子消渴陽
氣光陰淫子左開陽無陰濟而氣浮既飲之水

内營陽氣蒸化運行肌表水下趨半裏下爲
尿反多爲尿反多因上既飲之水多下既尿之
水亦多曰小便反多以飲水一斗小便亦一斗
腎氣丸主之腎堅也氣陽氣也丸圓轉也陽氣
得陰固堅附於裏而不外浮陰液得陽固堅附
於表而不外泄病陽氣先陰而開其氣浮既飲

金匱指歸　消渴小便不利淋病篇卷之七　五

之水内營陽氣蒸化運行肌表從半裏下尿竅
而下洩多其陰液堅附陽氣於裏主腎氣丸内
助土之陰液外堅陽氣於裏使陰陽氣液圓轉
表裏毋失其時消病自已
腎氣丸方　見中風
脈浮小便不利微熱消渴者宜利小便發汗五苓散

主之
浮陽氣浮也小便半裏也浮犯也脈中陽氣浮
半表上半裏下陰液不利半表上以消其陽犯
熱消渴者宜利半裏下陰土陰液發揚半表上
以消其陽曰脈浮小便不利微熱消渴者宜利
小便發汗五苓散主之

金匱指歸　消渴小便不利淋病篇卷之七　六

渴欲飲水水入則吐者名曰水逆五苓散主之
半裏下陰土陰液未能和陽氣上踰半表上陽
土氣燥故渴愛飲水半裏下陰土陰液未能和
陽氣上踰半表上水蓄於裏水入其陽氣轉運
因從口吐名水也水半裏下陰液逆於裏主五
苓散輸轉陰土陰液上布半表滋陽土之燥曰

渴欲飲水水入口吐者名曰水逆五苓散主之。

渴欲飲水不止者文蛤散主之

止基也陽土氣燥渴愛飲水陽氣不基半裏下生陰土之陰者主文蛤鹹寒氣味固半表上陽氣下基於土以生其陰曰渴欲飲水不止者文蛤散主之。

金匱指歸　　消渴小便不利淋病篇卷之七　　七

淋之為病小便如粟狀小腹弦急痛引臍中

淋之為病指一陽陽氣不來復於下下焦之陽不能開通其陰即木氣不達土氣不疏水路不為之通調水液陷下為渴為淋曰淋之為病沙石之粟下焦陽氣不能開通其陰水土氣结尿出如沙狀曰小便如粟狀弦即為氣急迫也陽

氣不來復於下寒氣迫於小腹不通而痛牽引臍中曰小腹弦急痛引臍中。

趺陽脈數胃中有熱即消穀引飲大便必堅小便則數。

趺陽指半裏下也胃中指半表上也陽氣由半裏下附子時而開陽得陰和其陽不散半表上

金匱指歸　　消渴小便不利淋病篇卷之七　　八

得半表上陽失陰和而數即求穀之陰水之飲以消其陽曰趺陽脈數胃中有熱即消穀引飲。半表上陽氣不闔午藏邪半裏下陰土其陽濕其糟粕之陰必堅大腸中半裏陰氣不開子時邪出飲之水其陽氣其水即數尿脬中曰大便必堅小便則數。

淋家不可發汗發汗則便血

解見太陽篇

小便不利者有水氣其人若渴括樓瞿麥丸主之

半裏陰液不利半表去實水氣居於裏水氣不利半表以和其陽如口渴主括樓根苦甘氣味致半裏下脈中陰得上滋半表脈中以和其陽

瞿麥苦寒固半表上脈中陽氣下降半裏脈中以利其陰薯蕷甘平茯苓甘淡外培土氣內固陰土之陰附子辛熱內益陰土水氣和陽氣附子附而開右五味末之煉蜜丸象土數得陰陽氣液蒸於土中固轉表裏如梧子大飲服二丸日三服象陰陽數偶陽固午開子初文为知陰陽氣液不交子午增至七八丸以小便利腹中溫为知象陽數得陰液於七陰數得陽正於八半裏陰利陽復腹中得溫为陰陽氣液和交子午曰小便不利者有水氣其人若渴括樓瞿麥丸主之

括樓瞿麥丸方

薯蕷　茯苓各三兩　括樓根二兩

附子炮一枚　瞿麥一兩

右五味末之煉蜜丸如梧子大飲服二丸日三服不知增至七八丸以小便利腹中溫为知

飲服二丸增至七八丸丸字鈔字訛

小便不利蒲灰散主之滑石白魚散茯苓戎鹽湯并

主之

灰說文死火餘㶳也从火从又又手也㑹也猶更也陰土陰濁死炁不能化生濁死火不能利生陰取炁蒲花中蕊屑化陰土陰濁復陽氣於裏易陰氣於表炁蒲即蒲黃死以蒲燒灰也滑石甘寒體重入半裏下滑利水土氣滯和利表

裏右二味杵為散飲服方寸匕日三服象陰數得陽布於裏布於表也髮說文根也乃血之餘燒存性入半裏下根核交以通生陰白魚即白蠹氣味甘平合滑石利水土中氣滯右三味杵散為飲服方寸匕日三服象三陽得陰闔午三陰得陽開子也茯苓淡甘用半斤之多取生氣濃

先入半裏下通陰土之陰陽不伏藏於裏陰土液少以白朮甘溫多液和生陽氣戎鹽鹹寒出西羌生於土一名禿鹽不假煎煉方稜明瑩解堅固陽氣伏藏半裏下和陰氣達於表右三味先將茯苓白朮煎成先入半裏下通陰土之陰堤陰土之液入戎鹽再煎分溫三服象陽爻

陰偶分溫表裏也曰小便不利蒲灰散主之滑石白魚散茯苓戎鹽湯并主之

蒲灰散方

蒲灰半分　滑石三分

右二味杵為散飲服方寸匕日三服

滑石白魚散方

滑石 乱髮燒 白魚各二

茯苓戎鹽湯方

茯苓半斤 白朮二兩 戎鹽彈丸大一枚

右三味先將茯苓白朮煎成入戎鹽再煎分溫三服

渴欲飲水口乾燥者白虎加人參湯主之

半裏下液少未能上潤胃土之燥主白虎湯逆天氣清降固陽氣内藏於卯加人參甘寒多汁助土之液以和陽氣内藏曰渴欲飲水口乾燥者白虎加人參湯主之

白虎加人參湯方見太陽篇

脈浮發熱渴欲飲水小便不利者猪苓湯主之

論解方解見陽明篇

水氣篇

師曰病有風水有皮水有正水有石水有黄汗風水其脉自浮外證骨節疼痛惡風皮水其脉亦浮外證胕腫按之没指不惡風其腹如鼓不渴當發其汗正水其脉沉遲外證自喘石水其脉自沉外證腹滿不喘黄汗其脉沉遲身發熱胷滿四肢頭面腫久不愈

必致癰膿

人身肌肉象地之土水藏土中外得天之太陰大氣包固内得太陽大氣蒸運循環表裏環抱周身無一息停止風陽氣也水陰氣也陽氣先陰而開陽無陰固不半表脉中陽氣從下上浮曰風水無脉自浮骨節主裏外内之對也半表

脉中陽氣從下上浮内證裏之陰失陽氣温通而疼痛曰外證骨節疼痛陽得陰助則和半表陽氣從下上浮無陰助之肌表氣虚則外惡風之涼氣曰惡風皮膚也膚布也陰氣布於表不布於裏脉中陽氣亦浮於表曰皮水無脉亦浮胕通作附内證水與陽氣附於表而腫無腫處

以手按之没指曰外證胕腫按之没指水與陽氣浮於表則不外惡風之涼氣曰不惡風水與陽氣附於表無腹空之若鼓曰其腹如鼓水與陽氣附於表陽土不燥曰不渴始先開之必先開之水與陽氣附於表不附於裏主開陰土之液外達毛竅陰土氣運水與陽氣即附於裏曰

肉熱者汗巳爲陽之正亥爲陰之正陽得陰則
正於巳閉於午陰得陽則正於亥開於子陰氣
陽氣正亥開子曰正水陰氣陽氣正亥開子半
裏下脈道之陽遲滯曰其脈沉遲陰氣陽氣正
亥內謂亥水之陰不左開其陰氣從半裏下並
半裏上而喘曰外證自喘石堅也沉沒也陰氣

陽氣卧堅於裏曰石水陰氣陽氣陰堅於裏半
裏下脈道之陽自沒曰其脈自沉內證腹中陰
氣陽氣而滿陰堅於裏其陰氣不上並半裏上
而喘曰外證腹滿不喘黃土色也汗水氣也水
旋土中得太陽大氣蒸運液通腠理其水不黃
氣陽氣蒸運液通腠理其水外出達毛竅色黃曰

黃汗水氣陽氣蒸運液通腠理脈道之陽遲滯
曰其脈沉遲水氣陽氣蒸運液通腠理陽氣屈
伸於外其陰固之而黃熱曰身發熱水氣陽氣
蒸運液通腠理半裏上陰氣不能下降從子左
開曰胸滿四肢頭面腫水氣久氣陽氣蒸運不
愈必致其水壅塞肌中成膿曰久不愈必致癰

膿

脈浮而洪浮則為風洪則為氣風氣相搏風強則為
癮疹身體為癢癢者為泄風久為痂癩氣強則為水
難以俛仰風氣相擊身體洪腫汗出乃愈惡風則虛
此為風水不惡風者小便通利上焦有寒其口多涎
此為黃汗

風陽氣也洪大而有力也氣陰氣也脈中陽得
陰固守氣不浮脈中陰陽之氣和於表裏不大
而有力脈中陽失陰固守氣浮脈中陰陽之氣
偏勝於表則大而有力曰脈浮而洪浮則為風
洪則為氣癮疹皮小腫也強勝也痂乾瘡也陽
與陰相持陽氣偏勝於表水氣不能外達毛竅
則為皮外小腫曰風氣相搏風強則為癮疹皮
外小腫身體作癢之本搔也以手搔之為泄其
偏勝之陽發揚水氣外通毛竅曰身體為癢癢
者為泄風陽氣久勝於表其陰液潤之即為乾
瘡曰久為痂癩氣強陰氣勝也挽曲也仰昂首
望也陰氣勝於裏則為水陰氣勝於裏不能曲

腰昂首望之曰氣強則為水難以俛仰擊撲也
陽氣勝於表陰氣勝於裏陽與陰相勝表裏而
撲擊身體大腫曰風氣相擊身體洪腫愈達也
陰氣外達於表陽氣乃生於裏陽與陰和曰汗
出乃愈陽得陰助則和陽氣勝表陰氣勝裏陽
其陰助肌表氣虛則外惡風之涼氣曰惡風則
虛此為風水不外惡風之涼氣者是半裏之陰
通利於表未能和陽氣固達於巳內闔於午半
裏上陰失陽運水失流通而色黃曰小便通利
上焦有寒其口多涎此為黃汗
寸口脈沉滑者中有水氣面目腫大有熱名曰風水
視人之目窠上微腫如蠶新臥起狀其頸脈動時時

欬按其手足上陷而不起者風水

寸口半表上也沉没也滑濇之對也中土中也有得也面目指半裏上也陽得陰不没半表陰得陽不濇半裏得土中水氣不左行半裏上水氣不右降而面目腫曰寸口脈沉滑者中有水氣面目腫大熱陽氣也名明也得陽氣先陰而

開明陽勝半表上陰勝半裏下曰有热名曰風水目窠目下胞也頸脈人迎脈也目下胞在半裏下人迎脈在半表上陰勝半裏下上在目胞下微腫如蠶新卧起陽得陰則靜陰勝半裏下半表上陽失陰靜上在人迎脈動甚曰視人之目窠上微擁如蠶新卧起狀其頸脈動陽氣往

來表裏水氣时时阻礙半裏氣道致欬曰时时欬半表上陽氣得陰則固陽失陰固上在手背氣浮陰得陽則運陰半裏下陰失陽運足背氣浮其浮處以手按之没而不起者是陽勝半表上陰勝半裏下曰按其手足上陷而不起者風水

太陽病脈浮而緊法當骨節疼痛反不疼身體反重而痠其人不渴汗出即愈此為風水惡寒者此為極虛發汗得之渴而不惡寒者此為皮水身重而冷狀如周痹胸中窒不能食反聚痛暮躁不得眠此為黃汗痛在骨節欬而喘不渴者此為肺脹其狀如腫發汗則愈然諸病此者渴而下利小便數者皆不可發

汗

太陽陽氣先陰而開病陽浮半表陰緊半裏病象由骨節之陰失陽氣溫通而疼痛曰太陽病脈浮而緊法由骨節疼痛反俟也陰液隨陽氣來復半表上半裏下陰氣不閉塞出之曰反不疼疲疼也陽氣屈伸浮半表上不能次第來復半裏下肌中陰氣失陽舉重而疼曰身體反重而痠陽浮半表上陽土之氣不燥曰其人不渴愈生也半裏下陰液出半表上其浮上之陽氣即生半裏疏邪此為陽浮半表上陰緩半裏下曰汗出即愈此為風水陽得陰助不虛半表陽氣極於表陽失陰助其氣虛即惡寒曰惡寒者

金匱指歸　水氣篇卷之七　九

此為極虛發於半裏下陰液外出毛竅得之陽土氣燥故不潤於口渴陰陽之氣膚布於表其陽不虛故不惡寒曰發汗得之渴而不惡寒者此為皮水陽氣屈伸於外肌中之水失陽氣轉運如陽氣不能周於身肌裡之陰痺塞曰身重而冷狀如周痺陽氣屈伸於外半裏上陰失陽運而胃中氣窒半表上陽浮不能蒸化穀食曰胃中窒不能食聚居也陽氣浮於表陰氣居於裏不通而痛曰反聚痛入暮陽氣不藏於邪陰失陽溫而躁其陽不得入陰合目而眠此為土之陰液失陽氣溫通曰暮躁不得眠此為黃汗陽不藏邪陰氣閉塞不通左骨節曰痛在骨節

金匱指歸　水氣篇卷之七　十

亥水之陰不左開氣逆半裏上而喘亥水之
陰不左開陽土不燥而渴不渴者是水氣逆半
裏上下氣不能圓陽下降從子左長氣病形故
經發揚陰土陰液外達毛竅圓氣下氣自愈曰
欬而喘不渴者此為肺脹其狀如腫發汗自愈
然於病此者陽土氣燥而渴陰液從半表下下

利半裏陰液數出毛竅者皆不可發揚陰液外
出為汗曰然諸病此者渴而下利小便數者皆
不可發汗

裏水者一身面目黃腫其脈沉小便不利故令病水
假令小便自利此亡津液故令渴越婢加术湯主之

裏半裏下胖土也一一陽也半裏下胖土之水
得一陽陽氣來復土中與水氣溶而不倚一陽
陽氣屈伸半表不來復半裏半裏上水氣滯於
肌表而面目黃腫曰裏水者一身面目黃腫氣
指半裏下脈道之陽也沉沒也一陽陽氣屈伸
半表不來復半裏半裏下脈道陽沒半裏之水不
下利為尿使為之病水曰其脈沉小便不利故

令病水假令半裏之水從下為尿多此水氣利
半裏下其津液利半表上陽土氣燥口為之渴
曰假令小便自利此亡津液故令渴越婢加术
湯主之以麻黃六兩先煮去苦溫氣味使之下
以先溫舒陰土之陰以石膏半斛辛寒氣味
堅金水表陰外固其陽陽氣浮半表土味不足

半裏以甘草極甘培之以生薑辛温化氣横行
疏泄表裏土氣以大棗十二枚甘平合白朮甘
温益土之液配内蒸之陽右六味以水六升象
地支十二數先煮麻黄去上沫内諸藥煮取三
升分三温象三陰三陽之數圓午開子也

越婢加朮湯方見中風

金匱指歸　　水氣篇卷之七　　十三

趺陽脈當伏今反緊本自有寒疝瘕腹中痛醫反下
之即胸滿短氣　趺陽脈當伏今反數本自有熱消
穀小便數今反不利此欲作水

疝腹痛也陽氣依附半裏下脈中主伏藏於土
温舒于陰是時表之陰反緊而不舒此本自陽
陰氣藍於裏陰氣不通而腹痛曰趺陽脈當伏
今反緊本自有寒疝瘕假也陰藍於裏假陽氣
通腹中之陰以意會之回還半裏下陰氣温舒
半表曰瘕腹中痛醫反下之陰藍於裏即時不
回還半裏下陰氣左舒半裏上陰氣不降即胸
滿半表上陽氣無陰涵之即短氣曰即胸滿短
氣　陽氣依附半裏下主伏藏於土温疏于陰

金匱指歸　　水氣篇卷之七　　十四

是時表之陽反無陰固而數此本自有陽氣藍
於表不還半裏下温疏于陰陽無陰固外來水
穀之陰以固之曰趺陽脈當伏今反數本自有
熱消穀陽氣藍於表不還半裏下温疏于陰于
尿當數是時反不下利為尿此半裏下欲作水
病曰小便數今反不利此欲作水

寸口脉浮而遲浮脉則熱遲脉則潛熱潛相搏名曰沉趺陽脉浮而數浮脉即熱數脉即止熱止相搏名曰伏沉伏相搏名曰水沉則絡脉虚伏則小便難虚難相搏水走皮膚即為水矣

寸口指半表上也浮陽浮也遲陰滞也潛沉也半表上陽無陰固而氣浮半裏下陰無陽運而

金匱指歸　水氣篇卷之七　十五

氣滞曰寸口脉浮而遲陽浮半表上無陰液固之於裏則为熱曰浮脉則熱陰滞半裏下無陽氣乱之於表則为沉曰遲脉則潛陽浮半表上陰沉半裏下陽与陰相持表裏曰熱潛相搏名曰沉趺陽半裏下也半裏下之陰不上固無陽無陽浮陽浮半表上無陰和之而數曰趺陽脉

浮而數陽氣浮半表無陰固之半裏無陽就於半表上发热曰浮脉即热陽数半表上無陰和之於裏無陽即止半表上不遂半裏下曰数脉即止伏匿藏也陽氣止半表上陰液匿藏半裏下陽与陰相持表裏曰熱止相搏名曰伏陰無陽氣而陰沉陰無陽運而陰匿陽与陰和持表

金匱指歸　水氣篇卷之七　十六

裏水不左行曰沉伏相搏名曰水水沉於裏陽道之陽無陰助之則氣虚曰沉則络脉虚難患也陰匿於裏則半裏水患曰伏則小便難半表陽無陰助而氣虚半裏陰無陽運而水患陽与陰相持表裏水走皮膚就为水證矣曰虚難相搏水走皮膚即为水矣

寸口脈弦而緊弦則衛氣不行即惡寒水不沾流走
於腸間　少陰脈緊而沉緊則為痛沉則為水小便
即難
半表上脈道中陽氣幷陰和之而敎半裏下脈
道中陰氣幷陽舒之而緊曰寸口脈弦而緊陽
幷陰和而敎乎氣浮半表上不能衛護肌腠之

陰曰弦則衛氣不行即惡寒沾濡也水氣不外
濡肌表為汗乎水走於腸間便利曰水不沾流
走於腸間　少陰水藏也水藏之陰幷陽舒之
而緊幷陽氣之而沉曰少陰脈緊而沉陰幷陽
舒不通而痛曰緊則為痛陰幷陽氣則為水曰
沉則為水半裏水氣不外濡於表即患於裏曰

小便即難
脈得諸沉當責有水身體腫重水病脈出者死
半裏脈道陰於陰幷陽氣當責乎有水曰脈得
諸沉當責有水陽氣屈伸於表不次第於表土
中水幷陽氣曰身體腫重水居於裏病脈道之
陽出而不入乎陽氣散外曰水病脈出者死

夫水病人目下有臥蠶面目鮮澤脈伏其人消渴病
水腹大小便不利其脈沉絕者有水可下之
目下肉應脾土夫水病脾土人目下種質臥蠶
狀曰夫水病人目下有臥蠶鮮少也陽得陰則
明陰得陽則潤水病脾土乎表上陽失陰明半
裏上陰少陽潤曰面目鮮澤半裏脈道中陰氣

匿於半表陽土燥而不润曰脉伏其人消渴水
病肸土失陽氣運行於左其水聚於右而腹大
曰病水腹大不積曰絕半裏之陰不利半表其
脉也裏陰沉而不風表陽絕而不積其行肸土
水氣不左行可用温藥温運底下之陰行於半
表曰小便不利其脉沉絕者有水可下之

金匱指歸　　水氣篇卷之七　　十九

問曰病下利後渴飲水小便不利腹滿因腫者何也
答曰此法當病水若小便自利反汗出者自當愈
此半裏也病陽氣外浮陰失陽氣從半表下下
利半裏陰土陰液不足以上润陽土之燥故渴
愛飲水欲飲之水不下利为尿腹滿因腫者此
象主病水如水下利为尿及外出为汗者腹滿

從自当愈
心水者其身重而少氣不得臥煩而躁其人陰腫
肝水者其腹大不能自轉側脇下腹痛時時津液微
生小便續通　肺水者其身腫小便難時時鴨溏
脾水者其腹大四肢苦重津液不生但苦少氣小便
難　腎水者其腹大臍腫腰痛不得溺陰下濕如牛
鼻上汗其足逆冷面反瘦

金匱指歸　　水氣篇卷之七　　二十

心陽氣也土藏也水陰氣也水藏土中得陽氣
轉運表裏其身不重土中陽浮裏陰失其陽運
而身重半表陽失陰助而氣短曰心水者其身
重而少氣陽浮半表上不藏半裏下不得寢息
曰不得臥陽浮半表上無陰和之而煩陰居半

於裏無水濡滯於表曰時時鴨溏　脾土氣也
土失陽溫水氣不左以曰脾水者其腹大四肢
苦重土失陽溫水氣不左以津液不生半表陽
失陰助但苦短氣曰津液不生但苦少氣土失
陽溫水氣不左以半裏之水不易下趨為尿曰
小便難　胃水發也水氣不左以其腹及之大
曰腎水者其腹大臍與腰居身之中水氣不左
以半表之陽不通半裏半裏身之中陰失陽運
則腫半裏之陽不通半表半表身之中陰失陽
運則痛曰臍腫腰痛溺同尿半表之陽不通
裏水不得下趨為尿曰不得溺半表之陽不通
半裏水居於下焦陽運之隱更潮溼如牛鼻上

裏下焦陽溫之而躁曰頰而燥其人陰下焦陽運
陰下焦陽溫而汗曰其人陰汗　肝木氣也木氣
不從子左運土中水氣不從子左以曰肝水者
其腹大木氣不從子左運水氣不從子左以少
陰樞滯曰不能自轉側脇下腹痛時期也時時
者謂陰氣轉運土中時時應木氣而期至半表
也木氣應期從幽而生於表半裏陰液繼續
左運曰時時津液微生小便續通　肺金氣也
表也水以於表得陽氣則布於裏水以於表失
陽氣布之於裏其身腫曰肺水者其身腫水
以於表失陽氣布之於裏裏之水不易下趨為
尿曰小便難水以於表表陽不應期舒布水氣

汗不乾曰陰下濕如牛鼻上汗云指半表上陽
氣也足脛也水不左行半表之陽不脛半裏曰
兩足逆冷陽氣不脛半裏下下之水氣不上榮
於表曰面反瘦
師曰諸有水者腰以下腫當利小便腰以上腫當發
汗乃愈
金匱指歸　水氣篇卷之七　二三
腰身之中也凡陽得水病者身之中下積因半
表下水氣不不復半表上回還半裏當溫利半
裏下之陰半裏下陰濕水氣即得半表上還半
裏也曰諸有水者腰以下積當利小便身之中
上積因半裏上之水氣不復半裏回還半表當
發栢半裏下之水氣左行在上之水乃生還於裏

圓轉於表也曰腰以上積當發汗乃愈
師曰寸口脈沉而遲沉則為水遲則為寒寒水相搏
趺陽脈伏水穀不化脾氣衰則鶩溏胃氣衰則身腫
少陽脈卑少陰脈細男子則小便不利婦人則經水
不通經為血血不利則為水名曰血分
半表之陽得水氣助之則不沉半裏之陰得陽
金匱指歸　水氣篇卷之七　二四
氣溫之則不寒半表脈道之陽失水氣助之而
沉半裏脈道之陰失陽氣溫之而寒曰寸口脈
沉而遲沉則為水遲則為寒半裏陰失陽溫半
表陽失陰助寒之水之氣相持於裏曰寒水相搏
半裏下陰氣屈疲不得至陽開於子水穀之陰
失陽氣蒸化曰趺陽脈伏水穀不化脾土陽氣

衰微水穀之精華不能從胃之津門蒸出外榮
於表下趨腸中水糞雜下曰肺氣衰則鶩溏胃
土陽氣衰微水之氣不能內榮於裏而腫於外
曰胃氣衰則身腫少陽主樞少陰亦主樞少陽
樞半裏脈道之陽不卑於下少陰樞半表脈道
之陰不闢於(細上)子半裏脈道之陽卑於下是陽氣

金匱指歸　水氣篇卷之七　二五

不得陰氣固之尊於子曰少陽脈卑半表脈道
之陰砍於上是陰氣不得陽氣運之正於午曰
少陰脈砍陽氣不得陰氣固之尊於子則半裏
之陰不利半表以生陽曰男子則小便不利陰
氣不得陽氣運之正於午則半表之陽不通半
裏以生陰曰婦人則經水不通名明也半裏經

道血之液不得陽氣利於表交蒸於午而為血
半表經道氣之陽不得陰氣利於裏交蒸於子
而為水此明血生於午水生於子之名分也曰
經為血血不利則為水名曰血分

師曰寸口脈沉而數數則為出沉則為入出則為陽
實入則為陰結趺陽脈微而弦微則無胃氣弦則不

金匱指歸　水氣篇卷之七　二六

得息少陰脈沉而滑沉則為在裏滑則為實沉滑相
搏血結胞門其瘕不寫經絡不通名曰血分

半裏下陰氣內而不出半表上脈道陽氣無陰
和之而數曰寸口脈沉而數數則為出沉則為
入陽土得陰則土氣不實陽出半表無陰和之
則為陽土陽實陰土得陽則氣溫不結陰內半

裏無陽陷之則為陰土陰結曰出則為陽實入
則為陰結然衰也弦數也半裏下陰無陽陷而
氣衰半表上陽無陰和而氣數曰趺陽脈沉然
而弦胃氣不能頼半裏下脾土中陽氣助之半
裏下脾土陽氣衰半表上胃土之氣不無曰然
則無胃氣陽無陰氣内固於裏之陽數於表而

不得休息曰弦則不得息少陰半裏下也陰不
得陽開而沉於裏陽不得陰闔而實於表陰陽
和持表裏曰少陰脈沉而滑沉則為在裏滑則
為實沉滑相搏胞包裹也门主開闔也陽得陰
氣包裹之陽即從左闔右陰得陽氣包裹之陰
即從右開左陰不得陽開而沉於裏陽不得陰

闔而實於表陰血右结之陽不能包裹之陰從
右開左曰血结胞门瘕假也之血假陰氣右结
不能左轉南北環繞之陰不通曰之瘕不寫經
絡不通名曰血分

問曰病有血分水分何也師曰經水前斷後病水名
曰血分此病難治先病水後經水斷名曰水分此病

易治何以故去水其經自下

經水前斷後病水明陽氣衰然半裏經中絡陰
血失之陽運裏結於裏之水亦結於裏而不行
此病陽氣衰然半裏經中陰血裏結不易治也
经曰前水前斷後病水名曰血分此病難治先病
水後經水斷則陽浮半表半裏水失陽運而經

血变乎阻何以故乎陽遏衰水氣窒乃經血自
下曰先病水後經水斷名曰水分此病易治何
以故去水其經自下
問曰病者苦水面目身體四肢皆腫小便不利脉之
不言水反言胸中痛氣上衝咽狀如炙肉當微欬喘
審如師言其脉何類師曰寸口脉沉而緊沉為水緊
金匱指歸　水氣篇卷之七　二九
為寒沉緊相搏結在關元始時尚微年盛不覺陽衰
之後榮衛相干陽損陰盛結寒微動腎氣上衝咽喉
塞噎脇下急痛醫以為留飲而大下之氣擊不去其
病不除復重吐之胃家虛煩咽燥欲飲水小便不利
水穀不化面目手足浮腫又與葶藶圓下水當時如
小差食飲過度腫復如前胸脇苦痛象若奔豚其水

揚溢則欬喘逆當先攻擊衝氣令止乃治欬欬止其
喘自差先治新病病當在後
陰得陽氣而沉半裏而為水陰得陽浮而緊半
裏而為寒陽浮半表半裏陰失陽氣為水陰失
陽浮為寒曰寸口脉沉而緊沉為水緊為寒陰
陽出入以關為界元元陽也水與寒相持半裏
金匱指歸　水氣篇卷之七　三十
下其水寒裏結在元陽左關之處曰沉緊相搏
結在關元年生也干扞也始初陰氣尚微生氣
方盛當時不覺於陽氣衰微之後榮内之陽失
陰相扞曰始時尚微年盛不覺陽衰之後榮衛
相干陽氣日損陰氣日盛裏結之陰微動水寒
陰氣不從子左樞開上衝半裏上咽喉中氣塞

若蔽脇下之樞更迫而痛曰陽損陰蜜结也
从動胃氣上衝咽喉塞噎脇下急痛意會之因
爲脾土陽水之陰止而不流也水如從半表下
穀道旁猛下之陽無陰和陽氣繫半表上不去
旋半表下也病不解曰堅以爲留飲而大下之
氣繫不去也病不除再重複吐也水半表上陽

土液少陽無陰和而頰咽無液潤而燥曰復重
吐之胃家虚煩咽燥欲飲水半裏之陰不得陽
氣利於半表穀食不化曰小便不利水穀不化
半裏上下肌中水氣不從子左樞半表而面目（裏）
手足俱腫又與葶藶圓甘寒滑潤入土中圓轉
水氣開子前時水氣即從上至下分別半表也

俚自愈曰面目手足浮腫又與葶藶圓下水前
时如小差食飲爲陰土中陽氣未復此食之陰
已甚也面目手足浮腫如前曰食飲過度腫復
如前陰氣不從子樞開迫於胃脇而痛曰胃脇
苦痛水旋之陰氣不從子樞開反上衝半裏上
曰象氣奔豚也水泛揚溢半裏上阻礙氣道欬

喘主先治土繫之衝氣使基於下再治也欬亥
水基於下得陽氣左運也喘自愈曰也水揚溢
爲欬喘逆前先攻擊衝氣令止乃治欬欬止也
喘自差新病謂先治也衝氣而後治也水也曰先
治新病病當在後
風水脈浮身重汗出惡風者防己黃耆湯主之腹痛

者加芍藥

風陽氣也水陰氣也陽得陰和脈道之陽不浮半表陰得陽氣身輕之陰不重半裏半表之陽失其陰固而脈浮半裏之陰失其陽氣而身重曰風水脈浮身重陽得陰不開半表陰得陽不開半裏水氣外出毛竅不和陽氣交蒸於午去

金匱指歸　水氣篇卷之七　三三

疏於邪表裏陽開而惡風曰汗出惡風者防己黄耆湯主之水氣外出毛竅不和陽氣交蒸於午去疏於邪防備己土中陰陽氣液皆開陽氣主防己辛平外浮甘平甘平外固其陽內安土氣陽氣外浮陰泄液外以黄耆甘温益陰土氣液和內疏之陽右剉麻豆大每抄五錢匕五土數也象陰液陽氣疏於土中生薑四片大棗一枚取辛温甘平氣味合化陰氣內和表裏之陽水盞半煎八分去滓温服象陽氣疏於半裏下蒸陰液轉運半表上正於八土氣不疏腹痛者加芍藥苦平氣味疏其土氣

防己黄耆湯見濕病

金匱指歸　水氣篇卷之七　三四

風水惡風一身悉腫脈浮不渴續自汗出無大熱者越婢湯主之

陽得陰不開半表陰得陽不開半裏陽浮半表陰居半裏陽失陰固曰惡風陰失陽運曰一身皆腫曰風水惡風一身悉腫脈道中陽浮陽土不燥曰脈浮不渴太半表也熱陽氣也陰土陰

液横從陽氣外出毛竅為汗世半表陽氣違半
裏者主内揚陰液外固世陽曰擴自汗出世大
熱者越婢湯主之麻黄苦溫氣輕發揚陰土陰
液外至於表石膏辛寒體重固肌表之陽内至
於裏陽氣陰液浮外土味不足於裏以甘草極
甘培之生薑辛溫化氣橫行疏泄表裏土中水

金匱指歸　水氣篇卷之七　三二五

氣大棗甘平用十二枚培土之液和陽氣環抱
周身右五味象土之數以水六升象陰數得陽
正於六先煮麻黄去上沫内諸藥煮取三升分
溫三服象三陰三陽氣液分溫表裏也外惡風
之凉氣加附子一枚助水土中元陽從子左開
外護肌表之陰陰液不足於土加朮四兩助土

之液和内藏之陽

越婢湯方

麻黄六兩　石膏半斤　生薑三兩

甘草二兩　大棗十二枚擘

右五味以水六升先煮麻黄去上沫内諸藥煮
取三升分溫三服惡風加附子一枚口渴加朮

金匱指歸　水氣篇卷之七　三二六

四兩

皮水為病四肢腫水氣在皮膚中四肢聶聶動者防
己茯苓湯主之

水藏土中得陽氣轉運外内不息水氣外布肢
體不内布脾土曰皮水為病四肢腫水氣居皮
膚中而無從聶聶之而動曰水氣在皮膚中四

肢聶聶動者防己茯苓湯主之防己辛平外固
陽氣內於己土水氣居皮膚中己土之陰不利
重用茯苓淡通己土之陰水氣居皮膚中表裏
經道之陰不利以桂枝辛温通之水氣居皮膚中
表裏土氣不足以制水黄耆甘草土色土味也
培土氣以制水右五味象土數也以水六升

象陰數得陽變於六也煮取二升分温三服象
二陰偶陽分温表裏也

防己茯苓湯方

防己　黄耆　桂枝各三兩
茯苓六兩　甘草二兩

右五味以水六升煮取二升分温三服

裏水越婢加朮湯主之甘草麻黄湯亦主之
陰得陽則生陰得陽則運陽氣浮外裏之陰不
足以外固肌陽主載婢內揚陰土水氣外固肌
表陽氣加朮益土之液和內營之陽曰裏水越
婢加朮湯主之水氣有餘於裏以甘草甘平味
厚氣濃培肌表土氣外固肌陽以麻黄苦温發

揚裏水外達於表曰甘草麻黄湯亦主之右二
味以水六升先煮麻黄去上沫內甘草煮取三
升象陽數得陰偶於土中温服一升象陰數得
陽開於子重以衣被覆之得鬱蒸之氣使裏水
前進於表毋陷於裏不汗再服慎風寒束
搏之氣否則水留走肌表並腫脹欬嗽

甘草麻黄湯方

甘草二兩 麻黄四兩

右二味以水五升先煮麻黄去上沫内甘草煮取三升温服一升重覆汗出不汗再服慎風寒

水之為病其脉沉小屬少陰浮者為風無水虚脹者為氣水發其汗即已脉沉者宜麻黄附子湯浮者宜

金匱指歸　水氣篇卷之七　卅九

杏子湯

半裏下陰得陽氣之脉不沉小半裏下陰失陽氣之脉沉而小曰水之為病之脉沉小屬少陰陽浮半表上其半裏下陰氣上氣之陽浮半表上不闔半裏曰浮者為風其水陰得陽氣温生之陰不藏於裏陰得陽氣温運之陰左長於表陰

失陽氣温生於裏陰失陽氣温運左長於表而腹脹滿者為陰中陽衰水居半裏下不逆半表上發揚半裏下水氣逆半表上陽得陰和之陽即逆半裏曰虚脹者為水氣發之汗即已半裏下陰中陽衰陰失陽氣而脉沉者逆麻黄苦温氣陰土水氣附子辛温助水土中元陽陰失陽温表

金匱指歸　水氣篇卷之七　卌

裏土氣不足以甘草味厚益之土氣曰脉沉者宜麻黄附子湯右三味以水七升象陽數復於七先煮麻黄去上沫内諸藥煮取二升半温服八合日三服象二陰得陽不運半表正於八闔陽半裏也陽浮半表上不闔半裏下者閡節之氣不利通麻黄苦温杏子柔潤發揚陰土水氣

外利半表石膏甘寒甘草甘平和固陽土之陽
内利半裏曰浮者宜杏子湯

麻黄附子湯方

麻黄三兩 附子一枚 甘草二兩

右三味以水七升先煮麻黄去上沫内諸藥煮
取二升半温服八合日三服

金匱指歸　水氣篇卷之七　四一

杏子湯方

即麻黄杏子甘草石膏湯方

厥而皮水者蒲灰散主之

厥氣也而作此讀氣水氣布於表不布於裏者
取蒲花中蕊屑化陰土濁陰布陽氣於裏陽
氣布於裏氣陰尔布於裏滑石甘寒讀氣入半
裏下滑利水土氣滞和於表裏右二味杵為散
飲服方寸匕日三服象陰數保陽布於裏布於
表也

蒲灰散方見消渴

問曰黄汗之為病身體腫發熱汗出而渴狀如風水
汗沾衣色正黄如檗汁脉自沉何從得之師曰以汗

金匱指歸　水氣篇卷之七　四二

出入水中浴水從汗孔入得之宜耆芍桂酒湯主之
水藏土中以陽氣温通腠理氣水不莫因汗出
腠理入冷水中深身水之寒氣外逼汗孔毛
以之陽氣外浮水氣不温通腠理氣水莫陽氣
外浮水氣不温通腠理身浮腫水之寒氣外逼
汗孔毛阻陽氣不解内藏浮外而發熱水之寒之

氣外遏汗孔出者陽氣浮外不能内蒸陰土
陰液上潤陽土之燥而渴形證狀如風水汗出
身重水不旋通腠理出汗濡衣色黃而不黑如
黃檗之汁水之宅之氣溼汗孔並阻陽氣内藏陰
土陰液出陽氣宮裏脈道之陰自沉也黃耆
甘溫益表之土氣芍藥苦平疏泄表裏土氣桂

枝辛溫通表裏經道之陰苦酒苦為火味火性
炎上曲之而化酸性能宣發腠理内道之水氣
達表之陰液上通半表右三味以苦酒一升水
七升和合象天生地成合一之數煮取三升溫
服一升象陽數得陰闔午陰數得陽開子當心
煩服至六七日乃解謂主心之陽氣得陰土陰

氣固之回還於巳内闔於午也煩乃解若心煩
不止者因苦酒宣發腠理水氣阻陽氣未能闔
午故也

黃耆芍藥桂枝苦酒湯方

黃耆五兩　芍藥　桂枝各三兩

右三味以苦酒一升水七合和合煮取三升溫

服一升當心煩服至六七日乃解心煩不止者
以苦酒阻故也

黃汗之病兩脛自冷假令發熱此屬歷節食已汗出
又身常暮盜汗出者此榮氣也若汗出已反發熱者
久久其身必甲錯發熱不止者必生惡瘡若身重汗
出已輒輕者久久必身瞤瞤即胸中痛又從腰以

上汗出下無汗腰髖弛痛如有物在皮中狀劇者不
能食身疼重煩躁小便不利此為黄汗桂枝加黄耆
湯主之
陽氣浮外腠理中水氣與陽氣流通者水色黄
曰黄汗之病腔半裏下也陽氣浮外不藏於邪
半裏下不溫曰兩脛自冷假令陽氣不藏於邪

浮外发热彼水氣不流通腠理脩及骨節中作
痛曰假令发热此屬歷節食為陰陽氣浮外食
畢者陰蔚固陽氣藏邪者陽反蒸食之陰精从
出毛竅为汗不和陽氣内藏於邪曰食已汗出
暮为陰又身上常盗日暮时陰液不能固陽氣
藏邪私利於表外出毛竅此陰液不固陽氣内

榮裏也曰又身常暮盗汗出者此榮氣也如盗
汗出畢陽氣不藏於邪浮外发热者久久陰液
不榮皮膚皮膚燥而不潤如鱗甲曰若汗出已
反发热者久久其身必甲錯悪瘡即癩也陽氣
浮外发热不基於裏者肌肉與陽氣混生而癩
曰发热不止者必生悪瘡如身重汗出畢即從

輕者久久陰土液少陽氣浮外其陰固之瞤瞤
而動於表曰若身重汗出輒輕者久久必身瞤
瞤陽氣浮外不藏於邪胸中陰氣不通而痛曰
即胸中痛髖髀上也弛讀为施又陰液從身之
中上外出毛竅为汗身之中下其汗腰髀之下
陽氣不施陰氣不通而痛者水居於裏若有物

曰又從腰以上汗出下無汗腰髖弛痛如有物
在皮膚中狀劇甚也陰氣甚於下無陽氣不能
蒸化穀食曰劇者不能食陽氣浮外不蔽於邪
半表陰氣閉塞出入身疼且重曰身疼重陽氣
浮外不蔽於邪在外之陽無陰固之而煩在內
之陰無陽溫之而躁曰煩躁半裏之陰不利半

金匱指歸　水氣篇卷之七　四七

表腠理中水氣失陽氣疏通汗出色黃曰小便
不利此為黃汗陽氣久浮於外土氣不疏於裏
土味不足於裏桂枝加黃耆湯主之主桂枝辛
溫通表裏經道之陰芍藥苦平疏泄表裏土氣
甘草甘平黃耆甘溫味厚氣濃益之土氣生薑
辛溫化氣橫行疏泄表裏土中水氣大棗甘平

多液用十二枚固陽氣蔽於土中環抱周身右
六味以水八升象陰數得陽變於六正於八煑
取三升溫服一升象陽氣固於裏闔於子須臾
啜熱稀粥一升餘助藥力溫覆取
微汗使陰陽氣液和於表裏若不汗再服

桂枝加黃耆湯方

金匱指歸　水氣篇卷之七　四八

桂枝　芍藥各三兩　甘草　黃耆各二兩
生薑三兩　大棗十二枚
右六味以水八升煑取三升溫服一升須臾啜
熱稀粥一升餘以助藥力溫覆取微汗若不汗
更服

師曰寸口脉遲而濇遲則為寒濇為血不足趺陽脉

微而遲微則為氣遲則為寒寒氣不足即手足逆冷
手足逆冷則榮衛不利榮衛不利則腹滿腸鳴相逐
氣轉膀胱榮衛俱勞陽氣不通即身冷陰氣不通即
骨疼陽前通則惡寒陰前通則痺不仁陰陽相得其
氣乃行大氣一轉其氣乃散實則失氣虛則遺溺名
曰氣分

寸口主表上也血陰也陰得陽則温陰得陽則
生主表陽氣不通主裏陰土不温則為寒陰血
不生則為不足曰寸口脈遲而濇遲則為寒濇
為血不足趺陽主裏下也微則為陽氣衰遲則
陰土寒陽氣不通主裏下則為陽氣衰則為陰
土寒曰趺陽脈微而遲微則為氣遲則為寒寒

陰也氣陽也陰中陽氣不足外不手足不温手
足不温則榮內衛外之陽不足榮內衛外之陽
不足則腹中陰失陽運而腸下陰氣不利於
左其氣鳴於右曰寒氣不足即手足逆冷
手足逆冷則榮衛不利榮衛不利則腹滿腸鳴
相逐太陽陽氣轉運四旁得陰固之則光明表

裏主裏陰失陽温主表陽失陰固榮內衛外之
陽俱勞於上曰氣轉膀胱榮衛俱勞主表陽氣
不通主裏陰失陽温即身冷主裏陰氣不通主
表陰失陽運即骨疼曰陽氣不通即身冷陰氣
不通即骨疼前後之對陽氣先陰而開其陰失
其陽衛即惡寒陰氣後陽而開其陰不有陽温

則閉塞不仁，曰陽前通則惡寒，陰前通則痺不仁。陰得陽氣之陰氣以於表，陽得陰固之陽氣以於裏，曰陰陽相得之氣乃行，大氣指太陽大氣也，散布也，太陽大氣發於土中，一轉太陰大氣即布於表，以固之陽，曰大氣一轉之氣乃散。陽氣不從下之裏氣還於表而下轉失氣，陰氣不從子之表，水遺於裏而下，以為溺，此明表裏陰陽之氣不和，得而相失之名分也，曰實則失氣，虛則遺溺，名曰氣分。

氣分，心下堅大如盤，邊如旋盤，桂甘薑棗麻辛附子湯主之。

心下脾土也，陽氣不能分運中裏，溫通脾土之陰，脾土水氣堅結大如盤，堅結實如盤邊旋轉，曰氣分，心下堅大如盤，邊如旋盤，桂甘薑棗麻辛附子湯主之。桂枝辛溫，通表裏經道之陰，生薑辛溫化氣橫行，疏泄土中水氣，細辛辛溫通脾土幽深處之陰，麻黃苦溫，發揚土中水氣外通腠理，以和其陽，甘草甘平，培其土氣，大棗甘平，培其土液，以固其陽，附子辛溫，助水土中元陽，蒸陰氣開子。右七味，以水七升，象陽數得陰復於七，先煮麻黃，去上沫，內諸藥，煮取二升，分溫三服，象二陰保陽闔午開子，當汗出，於表如蟲行皮中，謂堅實之水氣得藥力外布於表，勢如蟲行，即愈。

桂甘薑棗麻辛附子湯方

桂枝　生薑各三兩　細辛　甘草

麻黃各二兩　附子一枚炮　大棗十二枚

右七味以水七升先煮麻黃去上沫内諸藥煮

取二升分温三服當汗出如蟲行皮中即愈

心下堅大如盤邊如旋盤水飲所作枳朮湯主之

金匱指歸　水氣篇卷之七　壹

上條詔土中水结於裏此條詔土中液少氣结

於裏水飲所作句上恐遺去一氣字枳實臭香

形圓臭香能水飲所化陰土涵陰形圓能運土中升降

白朮甘温氣液培土之陰以助土陽右二味以

水五升煮取三升分温三服家二陰保陽圓繞

腹中耎堅即散也

枳朮湯方

枳實七枚　白朮二兩

右二味以水五升煮取三升分温三服腹中耎

即當散也

金匱指歸　水氣篇卷之七

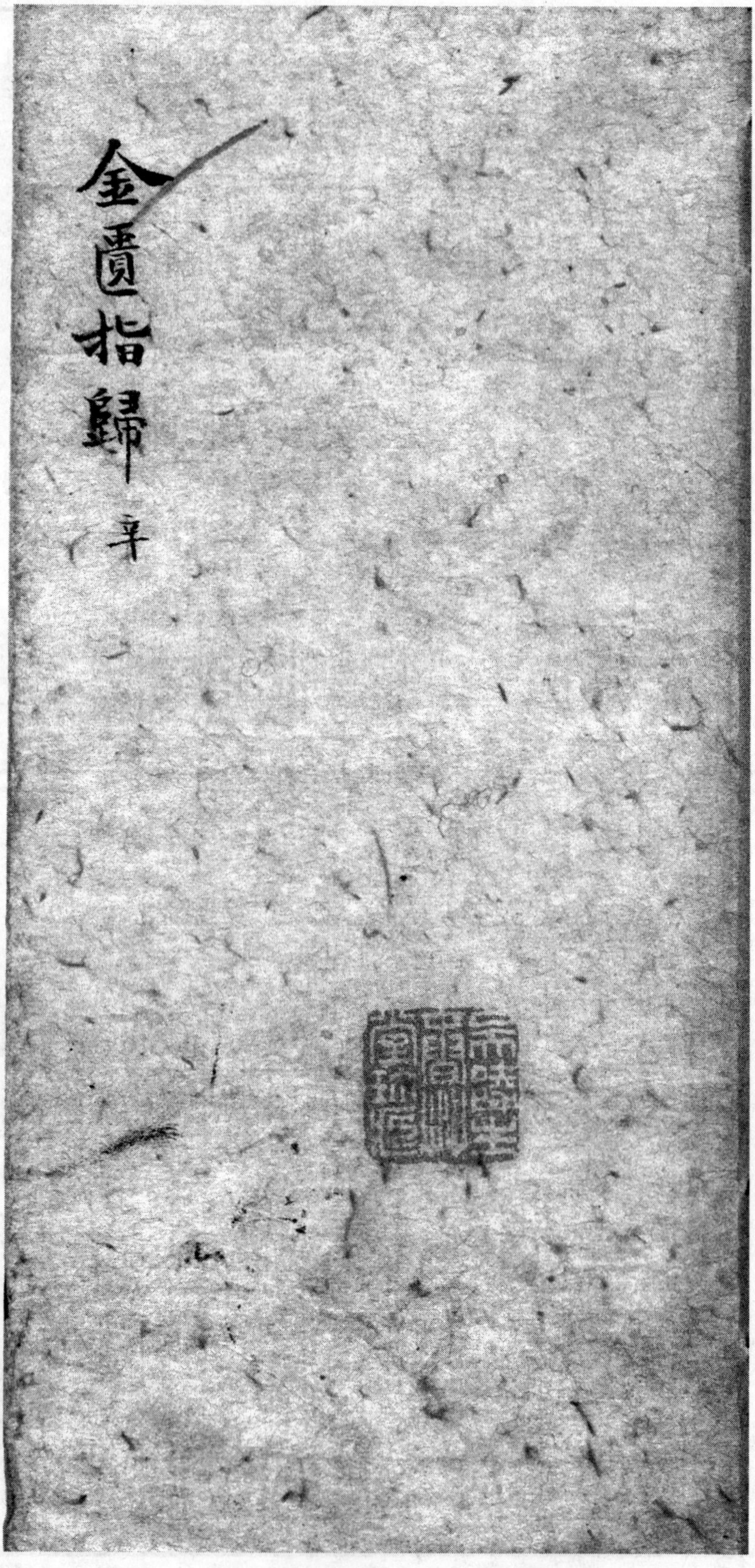
金匱指歸 辛

傷寒雜病論金匱指歸卷八

黃癉篇

寸口脉浮而緩浮則為風緩則為痹痹非中風四肢苦煩脾色必黃瘀熱以行

半表上脉道陽浮因無半裏下陰氣緩之曰寸口脉浮而緩陽浮半表無陰緩之則為風陰居半裏無陽疏之則為痹曰浮則為風緩則為痹

非下也下之陰無陽疏閉塞於裏得陽氣浮半表上曰痹非中風四肢內應脾土脾土陰氣閉塞不疏陽氣浮外苦無陰和而煩曰四肢苦煩脾土陰無陽疏胃土陽無陰禁土色必黃曰脾色必黃瘀住也熱陽氣也以因也行去也住陽氣於半表上不還半裏下因陰氣去藏半裏下不還半表上曰瘀熱以行

趺陽脉緊而數數則為熱熱則消穀緊則為寒食即為滿尺脉浮為傷腎趺陽脉緊為傷脾風寒相搏食穀即眩穀氣不消胃中苦濁濁氣下流小便不通陰被其寒熱流膀胱身體盡黃名曰穀癉

半裏下陰氣緊而不舒半表上陽氣因無陰和而數曰趺陽脉緊而數半裏陰氣緊而不舒半表上陽無陰和則為熱熱則求穀之陰以濟之

曰數則為熱熱則消穀無陽氣內藏半裏下溫舒其陰則為寒無陽氣內藏半裏下不能蒸化穀之陰即為滿曰緊則為寒食即為滿陰得陽則生尺脉指下焦陽也浮陽浮也腎水藏也陽氣往來下焦而氣浮陰失陽生為損水藏之陰曰尺脉浮為傷腎土得陽則生無陽氣內藏半裏下土失陽生為損土藏之氣曰趺陽脉緊為

傷脾風陽氣也寒陰氣也陽浮半表上無陰固
之陰居半裏下無陽運之陽與陰相持表裏曰
風寒相搏陽得陰則静陽與陰相持表裏水穀
之陰無陽氣蒸化其陰不上濟其陽而頭為之
眩亂曰食穀即眩水穀之陰不有半裏下陽氣
消化胃中之水不從津門蒸出患其水停於胃
中而化濁曰穀氣不消胃中苦濁胃中之水不

從津門蒸出水之濁下流大腸而便利曰濁氣
下流胃中之水不從胃之津門蒸出半裏下水
少不足以下行為尿曰小便不通半裏下陰失
陽温被其寒半表上陽失陰固其陽氣行於四
旁不温於裏曰陰被其寒熱流膀胱陽氣屈伸
於表不次第於裏蒸運其陰土失水禁而發黄
曰身體盡黄名曰穀癉

額上黑微汗出手足中熱薄暮即發膀胱急小便自
利名曰女勞癉腹如水狀不治

額顏也黑陰氣也微無也出進也陽得陰則光
明半表陰得陽則光明半裏額上顏黑是無半
裏陰氣前進半表和陽氣回還半裏明於上也
曰額上黑微汗出手足中指脾土中也熱陽氣
也薄暮酉時也陽氣不藏於酉還脾土中以運

其陰陽氣即發揚四旁廹於表入暮而發熱曰
手足中熱薄即發膀胱急陽氣發揚四旁廹於
表入暮而發熱半裏之陰失陽氣轉運半表上
自利於下為尿此明陰陽之氣不交姤於午火
炎於上陰居於下土失水禁色黄而為癉曰小
便自利名曰女勞癉陽氣發揚四旁廹於表而
發熱不還脾土中以運其陰腹中若有水狀如

是陰陽之氣不治子午曰腹如水狀不治

心中懊憹而熱不能食時欲吐名曰酒癉

懊憹心中恨亂難言也難言者是脾土深奥處之陰不能震動於辰和陽氣交姤於午陽無陰和逆半表上發熱曰心中懊憹而熱陽逆半表上半裏下陽少不能化穀曰不能食水得陽則運陽逆半表上半裏下水氣不從子左運時逆半

裏上從口欲吐曰時欲吐名明也酒從水從酉酉就也明陽逆半表上無水濟之闔午就酉而藏脾土深奥處之陰無陽氣從子左運震動於辰交姤於午土失水禁而色黄名曰酒癉

陽明病脈遲食難用飽飽則發煩頭眩小便必難此欲作穀癉雖下之腹滿如故所以然者脈遲故也

解見陽明篇

夫病酒黄癉必小便不利其候心中熱足下熱是其證也　酒黄癉者或無熱清言了了腹滿欲吐鼻燥其脈浮者先吐之沉弦者先下之　酒癉心中熱欲吐者吐之愈

病酒黄癉審定半裏之水不利半表其候陽逆半表上水居半裏下不能震動於辰和陽氣交姤於午心中恨亂難言而熱曰夫病酒黄癉必

小便不利其候心中熱足益也下上之對也在下之水不利半表固陽闔午就酉而藏在上之熱益重是其證據也曰足下熱是其證也　或無熱謂無陽逆半表上發熱清言了了謂無心中恨亂難言曰酒黄癉者或無熱清言了了腹中陰失陽運而滿水氣逆半裏上欲吐水氣不從子左運半表鼻竅燥而不潤曰腹滿欲吐鼻

燥吐舒也半表脉中陽浮者先温舒半裏下水
氣外達半表以和其陽曰其脉浮者先吐之沉
裏也弦數也下降也半裏下陰失陽舉而沉半
表上陽失陰固而數先清降半表上陽氣右闔
半裏以舉其陰曰沉弦者先下之　半裏下水
氣不外達半表土失水榮而色黄半表上陽逆
不闔午就亓而藏水火不交於午心中恨亂難

言而發熱曰酒癉心中熱水氣逆半裏上從口
欲吐者温舒半裏下水氣從子左開半裏上水
氣下行欲吐則愈曰欲吐者吐之愈

酒癉下之久久為黒癉目青面黒心中如噉蒜虀狀
大便正黒皮膚爪之不仁其脉浮弱雖黒微黄故知
之

下半裏下也之指土中水氣也半表上陽氣不
就亓而藏半裏下土中水氣不開於子明於亓
土失水榮而色黄久久水不外榮表陽失陰明
目光色青裏陰失陽明面皮色黒曰酒癉下之
久久為黒癉目青面黒水氣久停於土其水化
酸酸木味也木氣不達則剋土致心中饋雜若
噉蒜虀曰心中如噉蒜虀狀大便指半表陽氣
也乎午亓酉四方之正也皮膚爪之指表裏也

表陽得陰皮膚爪之則仁裏陰得陽皮膚爪之
則仁表陽不就亓而藏温運土中陰氣外開表
子開於亓目青面黒不解皮膚爪之不仁曰大
便正黒皮膚爪之不仁雖推也微無也黄指中
央土也陽失陰固浮於表陰失陽温弱於裏推
之黒色久無陰土之陰和陽氣外榮於表故知
之曰其脉浮弱雖黒微黄故知之

師曰病黃癉發熱煩渴胷滿口燥者以病發時火刼
其汗兩熱相得然黃家所得從溼得之一身盡發熱
而黃肚熱熱在裏當下之

以因也陽無陰固謂之火刼奪也兩也熱陽
也然如是也溼水氣也盡極也病黃癉發熱煩
渴胷滿口燥者因陽氣發揚半表上至午時陽
無陰固陽氣逆半表上化火奪土中水氣外出

毛竅為汗上陽與水氣相併得於半表如是黃
家所得從水氣得之外出毛竅為汗陽氣屈伸
極於表陽無陰固發熱土無水縈色黃曰以病
發時火刼其汗兩熱相得然黃家所得從溼得
之一身盡發熱而黃肚吐也下降也水氣隨陽
氣吐於表無陰氣固陽闔於東主苦寒氣味降
之曰肚熱熱在裏當下之

脉沉渴欲飲水小便不利者皆發黃　腹滿舌痿黃
躁不得睡屬黃家

半裏脉中陰失陽舉曰脉沉半表陽土失其陰
潤欲求水以濟之曰渴欲飲水半裏之陰不利
半表者土失水縈皆黃曰小便不利者皆發黃
陽氣不復半裏下土失陽疏而悶曰腹滿黃
土色躁燥同舌以舒卷為用中土之水無陽氣

蒸運半表上濟於舌舌燥不以舒卷為用曰舌
痿黃躁半表陽不得陰目不得合曰不得睡半
裏陰不得陽水不外縈於土曰屬黃家

黃癉之病當以十八日為期治之十日以上瘥反劇
者難治

十字象形東西南北之分也八別也水得陽運
期復其時分別四方土得水縈而不黃水失陽

運其水不能期復其時分别四方土失水滎而
發黄曰黄癉之病當以十八日為期之指陽氣
也十日以上指戌亥時也瘥愈也陽氣藏於戌
土亥水之陰得陽氣温運外開於子四方之土
得水滎而不黄其病愈曰治之十日以上瘥反
此者土失水滎而黄劇患陰陽氣液不治子午
曰反劇者難治

癉而渴者其癉難治癉而不渴者其癉可治發於陰
部其人必嘔發於陽部其人振寒而發熱也
陽氣附陰而生陰液少半裏陽土氣燥而渴者
半表陽失依附土失水滎其黄不易治曰癉而
渴者其癉難治陰液不少半裏陽土不燥不渴
者陽得依附陰得陽運土得水滎其黄可解曰
癉而不渴者其癉可治發起也陰部半裏也起
於半裏之陰不從子左開其水上逆半裏上必
嘔曰發於陰部其人必嘔陽部半表也振發也
起於半表之陽不從午右闔半裏陰失陽温而
發寒半表陽失陰固而發熱曰發於陽部其人
振寒而發熱也

穀癉之為病寒熱不食食即頭眩心胷不安久久發
黄為穀癉茵陳蒿湯主之

穀生氣也彼半裏脾土之陰為病病生陽之氣
浮外不能使陰液外滎於表土之黄色外現曰穀
癉之為病陽氣浮外裏陰失陽温而惡寒表陽
失陰固而發熱曰病寒熱食入於陰長氣於陽
食入無陽氣蒸化陰精不能上濟其陽陽眩於
上曰不食食即頭眩心胷半裏上也陰得陽則
安陽氣浮外半裏上陰氣不安曰心胷不安久

久陽氣發揚於外不藏於內土失水榮而發黃
日久久發黃為穀癉茵陳蒿湯主之陽氣發揚
於外水停於內水土之氣不能推陳致新茵陳
味苦微寒稟冬令寒水之精具陽春生發之氣
能推陳致新合梔子苦寒導陽氣右降陽往於
外陰往於內土氣不疏以大黃味苦氣寒外堅
金水表陰固陽於裏陽得陰固土得陽疏陰陽

氣液左升右降土得水榮而黃解右三味以水
一斗象十二地支來復之數先煮茵陳減六升
象陰數得陽變於六內二味象一陽舉二陰偶
之煮取三升去滓分溫三服象陽數還於右復
於左小便半裏也服湯後半裏之陰當利半表
所停之濁水不能外達半表為汗從尿下出故
如皁角汁狀赤陽氣也腹復也陽氣來復腹裏

從子左開其水當從陽氣運行表裏水液流通
而黃去也日色正赤一宿腹減黃從小便去也

茵陳蒿湯見陽明篇

黃家日晡所發熱而反惡寒此為女勞得之膀胱急
少腹滿身盡黃額上黑足下熱因作黑癉其腹脹如
水狀大便必黑時溏此女勞之病非水病也腹滿者
難治硝石礬石散主之

日晡未申時也黃病家未申時發熱惡寒此為
陽氣不得陰土之陰交姤於午向未土入申藏
邪內溫其陰火炎於上無陰固之發熱陰居於
下無陽溫之惡寒曰黃家日晡所發熱而反惡
寒此為女勞之指陽氣也急迫也少腹半裏下
也得陽氣發揚四旁迫於上半裏下陰氣不疏
而作滿土失水榮而色黃曰得之膀胱急少腹

滿身盡黃陽得陰則明而不黑無半裏下陰液
前邊半表上和陽氣回還半裏明於額曰額上
黑足益也下上之對也在下之陰不利半表和
陽氣闔午藏卯在上之熱益重曰足下熱久久
陽不内藏陰土之陰不外榮於表曰因作黑癉
其陽氣又無陰氣固之於裏溫舒陰土中陰氣
從子左長腹脹若有水狀曰其腹脹如水狀大

便半表也溏土中陰氣濡滯也半表之陽不向
未土入申藏卯溫舒土中陰氣正於子明於卯
表識土色黃黑不解是時土中陰氣濡滯半表
之陽不向未土入申藏卯溫舒其陰非水病於
土也曰大便必黑時溏此女勞之病非水病也
半表陽氣不向未土入申藏卯腹中陰氣不舒
而作滿者患陽土之陽不得陰氣治於午陰土

之陰不得陽氣治於子曰腹滿者難治硝石礬
石散主之硝石味辛帶苦微鹹氣大溫能布土
中陰液上升外榮於表礬石酸寒無毒斂陽氣
下降藏於土中內榮於裏大麥甘平煮粥取汁
和散服方寸匕日三服固陽氣從半表還半裏
去藏於卯曰病隨大小便去半裏水土之陰得
陽氣正於子明於卯半表水土之陰得陽氣正

於午藏於卯是其氣候之正也曰小便正黃大
便正黑是其候也

硝石礬石散方

硝石　礬石燒等分

右二味為散以大麥粥汁和服方寸匕日三服
病隨大小便去小便正黃大便正黑是其候也
神農本經列朴硝即水硝也有二種煎煉結出

細芒者為芒硝結出馬牙者為牙硝其凝底成塊者謂之朴硝其氣味皆鹹而寒硝石即火硝也亦有二種煎煉結出細芒者亦名芒硝結出馬牙者亦名牙硝又名生硝其凝底成塊者謂之硝石其氣味皆辛苦而大溫二硝皆有芒硝牙硝之稱故古方有相代之說自唐宋以下所用芒硝牙硝皆是水硝也

宋開寶本草以硝石為地霜煉成而芒硝牙硝是朴硝煉出一言足破諸家之惑矣諸家蓋因硝石一名芒硝朴硝一名硝石朴之名相混遂致費辨不決而不知硝有水火二種形質雖同性迥異惟神農本經朴硝硝石二條為正

土宿所説朴硝屬水味鹹氣寒其性下走不能上升硝石屬火味辛微苦微鹹其性上升不能下走

張隱菴云硝石遇火能焰稟水中陽氣結成主升朴硝稟水中陰氣結成遇火不焰主降所以不同者如此硝石神農列在上品無毒可知矣

酒癉心中懊憹或熱痛梔子大黄湯主之

陽氣不能就巳而藏脾土深奥處之陰則不能震動於辰外榮於土水火不濟心中恨亂難言

（曰酒癉心中懊憹或熱痛梔子大黄湯主之）

若陽土之氣不降而熱陰土之氣不通而痛者主梔子苦寒氣輕固半表上陽氣回還半裏歟得蒸盦之氣易重從輕宣發半裏水氣回還半表大黄苦寒合枳實臭香形圓內疏陰土之氣圓通於裏右四味象陰數得陽轉運四方也以水六升象陰數得陽變於六也煮取二升分溫三服象二陰偶陽藏於巳也

梔子大黃湯方

梔子十四枚 大黃二兩 枳實五枚 豉一升

右四味以水六升煮取二升分温三服

諸病黃家但利其小便假令脉浮當以汗解之宜桂枝加黃耆湯主之

於病黃㿉之家但利半裏陰液外榮於土其黃自解曰諸病黃家但利其小便浮陽氣浮也當

主也以用也假令土氣不疏於裏土味不足於裏脉道中陽氣外浮主用甘温氣味温生陰液緩陽氣於裏適桂枝加黃耆湯啜稀熱粥以助藥力温運肌土之陰陰液外榮其黃自解曰假令脉浮當以汗解之宜桂枝加黃耆湯主之

桂枝加黃耆湯方見水氣篇

諸黃猪膏髮煎主之

於水道中有血瘀氣滯水不能外榮肌土而病黃以猪膏亂髮主滑利水道中血瘀氣滯曰諸黃猪膏髮煎主之右二味和膏中煎之髮消藥成象二陰偶陽再服象一陽舉得二陰偶之濁水血瘀從半裏下豚出水液外榮無阻其黃自解曰病從小便出

猪膏髮煎方

猪膏半斤 亂髮如雞子大三枚

右二味和膏中煎之髮消藥成分再服病從小便出

黃㿉病茵陳五苓散主之

水土之陰不能得陽氣推陳致新而病黃茵陳末十分重苦寒氣味固陽氣行於裏五苓散五分布水氣行於表右二味和先食飲服方寸

匕日三服象二陰偶陽環轉表裏不失其時土得水滎其黃自解

茵陳五苓散方

茵陳末十分　五苓散五分

右二味和先食飲服方寸匕日三服

黃癉腹滿小便不利而赤自汗出此為表和裏實當下之宜大黃硝石湯

而恐而字譌黃癉腹滿小便不利是半裏下土氣陰液不利半表而赤自汗出是半表上陽氣陰液不利半裏此而赤自汗出為陽土中陽氣陰液順利於表彼腹滿小便不利為陰土中陰液實於裏主下降在上陽氣溫舒在下陰氣固大黃硝石湯之理大黃黃檗梔子重苦寒氣味外堅金水表陰固陽氣陰液還於裏硝石微苦氣大溫溫舒土氣達陰液於表右四味象陰數偶陽轉運四方也以水六升象陰數得陽變於六也煮取二升去滓內硝更煮取一升象二陰偶陽闔於午開於子也頓服使在上陽氣速固於裏在下陰液速滎於表也

大黃硝石湯方

大黃　黃檗　硝石各四兩　梔子十五枚

右四味以水六升煮取二升去滓內硝更煮取一升頓服

黃癉病小便色不變欲自利腹滿而喘不可除熱熱除必噦噦者小半夏湯主之

半裏陰液下出為尿色白不易半表外滎於土而黃癉曰黃癉病小便色不變欲之為言續也半裏陰液無陽氣溫舒繼續半表自利於裏腹

滿上逆半裏上氣喘曰欲自利腹滿而喘除去
也噦呃逆也半裏陰液不肯去半表上以和其
陽曰不可除熱陽去半表上陰逆半裏陰陽之
氣相激於上必呃呃者主半夏生薑降半裏上
水逆氣結曰熱除必噦噦者小半夏湯主之
小半夏湯方見痰飲
諸黃腹痛而嘔者宜小柴胡湯
金匱指歸　黃癉篇卷之八　三三
於半裏陰液不利半表土失水滎而黃腹中陰
失陽舒而痛水氣無所區別逆半裏上而嘔者
者此也此半表上陽氣無陰緩之適小柴胡湯
運氣益液緩半表上陽氣來復半裏陰得陽舒
土得水滎其黃自解曰諸黃腹痛而嘔者宜小
柴胡湯
男子黃小便自利當與虛勞小建中湯

陰生得陽生謂之男子陰土中陽虛半裏陰液
自利於下為尿不外滎於土而發黃曰男子黃
小便自利半裏陰液自利於下為尿不外滎於
土而發黃陽土陰虛陽無陰固火炎於上不復
中土以生陰而為勞當與小建中湯甘溫氣味
重用芍藥苦平疏泄土氣建運陰液外滎於表
和陽氣來復於裏曰當與虛勞小建中湯
金匱指歸　黃癉篇卷之八　三四

驚悸吐衄下血胷滿瘀血篇

寸口脉動而弱動即為驚弱則為悸

而因辭驚駭也陽氣動於上因陰氣弱於下曰寸口脉動而弱陽得陰不驚陽氣動於上無亥水之陰上固其陽陽逆於上為之駭曰動即為驚陰得陽不悸陰氣弱於下無午火之陽下温其陰陽虛於下為之悸曰弱則為悸

師曰尺脉浮目睛暈黄衄未止暈黄去目睛慧了知衄今止

血為陰陰得陽則運尺脉指半裏下也浮陽氣浮也平人陽藏半裏下陽得陰固其氣不浮陰得陽運其血不瘀病陽氣浮外不藏半裏下血瘀於上目睛有暈色黄陽氣不藏半裏下瘀上之血不降從鼻竅逆出不止曰尺脉浮目睛暈黄衄未止目暈黄去目光聰慧睛和知陽氣内藏半裏下瘀上之血下降從陽氣左開交紐丑土其衄是時止曰暈黄去目睛慧了知衄今止

又曰從春至夏衄者太陽從秋至冬衄者陽明

春夏從寅至未也秋冬從申至丑也平人太陽開陰液及血先陽而開外和其陽至巳時陽浮半表上不能從巳至未入申其血瘀於上陽絡

不固血從鼻竅逆出曰從春至夏衄者太陽陽明闔陰血隨陽亦闔至申時陽浮半裏上不能從申至戌入亥其血亦瘀於上從鼻竅逆出曰從秋至冬衄者陽明

衄家不可發汗汗出必額上陷脉緊急直視不能眴不得眠

解見太陽篇卷三

病人面無色無寒熱脉沉弦者衄脉浮弱手按之絶者下血煩欬必吐血

面色指半裏上顏氣也平人陽得陰則光明於表陰得陽則光明於裏面顏鮮潤病人病陽氣浮半表半裏上陽無陰明面顏色白陰無陽明面顏色黑曰病人面無色寒冬氣也熱夏氣也陽氣浮半表半裏上半裏下陰無陽生半表上

陽無陰生無冬無夏曰無寒熱沉裏也弦減也減為損沉弦者指半裏下脉道中陽損也陽氣浮半表半裏上半裏下脉中陽損在上之血逆而不降從鼻竅衄出曰脉沉弦者衄手須也按下也絶續也陽氣浮半表半裏上須求陽氣繼續内藏以温其陰在下之血失陽氣左運其血從穀道旁下出曰脉浮弱手按之絶者下血陽

浮半表半裏上無亥水之陰土和陽氣内藏而煩亥水之陰又無陽氣内温而欬煩欬甚者陽無陰和陰無陽温在上之血失陽氣右運其血從咽旁竅絡激出曰煩欬者必吐血

夫吐血欬逆上氣其脉數而有熱不得卧者死

夫陽氣逆半表上不還半裏下血亦逆半表上不還半裏下其血逆甚從咽旁竅絡激出陽逆半

表上亥水之陰失陽氣從子左開其水逆半裏上阻礙氣道致欬陽與血逆於表水逆於裏其氣上而不下曰夫吐血欬逆上氣陽與血逆於表水逆於裏半表脉中陽氣失陰和之數而有熱曰其脉數而有熱陽與血逆於表水逆於裏其陽不得陰氣和之寢息於裏在上陽散而不聚曰不得卧者死

夫酒客欬者必致吐血此因極飲過度所致也
酒客謂嗜酒之人也嗜酒之人其水氣多就於
裏酒氣陽氣多就於表水氣就於裏不從子左
闢逆半裏上阻礙氣道致欬酒氣陽氣就於表
不從午右闔其血亦隨酒氣陽氣逆半表上血
逆甚從咽旁竅絡激出此欬者吐血因飲酒過
度所致曰夫酒客欬者必致吐血此因極飲過

度所致也
寸口脉弦而大弦則為減大則為芤減則為寒芤則
為虛虛寒相擊此名曰革婦人則半產漏下男子則
亡血
解見虛勞
亡血不可發其表汗出則寒慄而振
解見太陽篇卷三

病人胸滿脣痿舌青口燥但欲漱水不欲嚥無寒熱
脉微大來遲腹不滿其人言我滿為有瘀血　病者
如有熱狀煩滿口乾燥而渴其脉反無熱此為陰伏
是瘀血也當下之
半裏上陰得陽運其胸不滿半裏下戊土陰得
陽蒸半表上辰土陽得陰榮其脣不痿舌不青
病人病陽氣外浮半裏上陰失陽運而胸滿半

表上辰土陽失陰榮而脣痿舌青曰病人胸滿
脣痿舌青無不有也寒指半裏下陰也熱指半
表上陽也半裏下戊土之陰不有陽蒸半表上
辰土之陽不有陰潤外證口燥但欲漱水不欲
嚥下曰口燥但欲漱水不欲嚥無寒熱微無也
大半表也陽得陰其陽氣轉運表裏不遲脉道
中無陰土陰液至表表陽來裏遲滯曰脉微大

來遲表陽來裏遲滯土中之水不左行其腹當
滿不滿者證腹中無水停也其人言我滿為有
瘀血滯於裏血不左行也曰腹不滿其人言我
滿為有瘀血　病人如得熱證狀陽土無陰和
煩而悶陽土無陰潤口乾燥而渴曰病人如有
熱狀煩滿口乾燥而渴病人如得熱證狀脈當
洪大其脈反無洪大熱象此為陰液內伏不左

行陰液內伏不左行是瘀血滯於裏陰液亦滯
於裏主溫運半裏下之瘀半裏下之瘀左行陰
液亦左行陽土得陰潤陰土得陽蒸諸病自解
曰其脈反無熱此為陰伏是瘀血也當下之

火邪者桂枝去芍藥加蜀漆牡蠣龍骨救逆湯主之（主桂枝去芍藥加蜀漆牡蠣龍骨救逆湯）
陽無陰固謂之火邪偏也火偏於上無陰固之
（只火邪者）宜桂枝去芍藥加蜀漆牡蠣龍骨救逆湯救逆

者救護逆上陽氣來復於下也火偏於上陽亡
於下去芍藥者恐苦平氣味有傷其陽故去之
取桂枝辛溫溫表裏經道之陰生薑辛溫化氣
橫行溫左右絡道之陰大棗甘平多液以十二
枚象地支十二數資助土液合辛溫氣味和陽
氣環轉周身陽逆於上土味不足於下以甘草
極甘培之陽逆於上陰液亦逆於上易成痰涎

加蜀漆辛溫氣味逐其痰涎牡蠣龍骨氣味鹹
濇能斂逆上陽氣陰精內固於裏從子左開右
為末末散也以水一斗二升散行水氣環轉周
身也減二升象天生地成之足數也取三升象
三陽來復半裏之數也溫服一升象一陽開於
子也

桂枝去芍藥加蜀漆牡蠣龍骨救逆湯方

方見太陽篇第五卷、

心下悸者半夏麻黄丸主之

心下半裏下脾土也脾土水停其陽氣内藏不能轉運其水外達肌表而悸者以半夏辛平氣味入土中降逆散結以麻黄苦温氣味散土中所停之水外達肌表右二味末之煉蜜和丸小豆大飲服三九日三服象三陰偶陽運水氣圓轉表裏也〔心下悸者半夏麻黄丸主之〕

半夏麻黄丸方

半夏　麻黄各等分

右二味末之煉蜜和丸小豆大飲服三九日三服

吐血不止者柏葉湯主之

陸佃埤雅云柏之指西猶鍼之指南也魏子才六書精蘊云萬木皆向陽而柏獨西指蓋陰木而有貞德者故字從白白者西方也寇宗奭曰予官陝西登高望柏千萬株皆一一西指蓋此本至堅不畏霜雪得木之正氣他木不及所以受金之正氣所制一一指西也馬應月故十二月而生在畜屬火在辰屬午在卦屬乾屬金人之血藏於血府應氣府之陽從子左開從午右闔環轉周身無一刻停留停則瘀在下之血從子左開不能從午右闔逆半表上從咽旁竅絡激出其血從口吐之不止者以柏葉苦辛微温汁黏固逆上之血從右下降以艾葉苦温氣香化陰土之濁以和其血以乾薑辛温温陰土之陰以守其陽以馬通之濁令逆上之血速之下行從陽左開毋使血停再瘀右三味以水五升〔吐血不止者柏葉湯主之〕

取馬通汁一升合煮取一升象陽數極於九復於一分溫再服象一陽舉得二陰偶之分溫表裏也

柏葉湯方

柏葉　乾薑各三兩　艾三把

右三味以水五升取馬通汁一升合煎取一升分溫再服

金匱指歸　驚悸吐衄下血胸滿瘀血卷之八　十一

下血先便後血此遠血也黃土湯主之

遠血指在上之血也先便後血謂在上之血從（曰下血先便後血此遠血也黃土湯主之）右下降不能得陽氣從子左開上舉也竈中黃土亦名伏龍肝伏匿藏也龍陽氣也象陽氣匿藏土中陰血得其陽舉不下陷也血下陷土味不足半表以甘草極甘培之血下陷土液不足半表以白朮甘溫地黃甘寒阿膠甘平培土之液黃芩苦寒附子辛溫固陽氣藏於土中合陰血附子時左開無使下陷也右七味象陽數得陰復於七以水八升象陰數得陽正於八煮取三升分溫三服象三陰三陽之數分溫表裏也

黃土湯方

乾地黃　黃芩　附子　阿膠

白朮　甘草各三兩　竈中黃土半斤

金匱指歸　驚悸吐衄下血胸滿瘀血卷之八　十二

右七味以水八升煮取三升分溫三服

下血先血後便此近血也赤小豆當歸散主之

近血指半裏下之血先血後便謂半裏下絡中留血之瘀不和陽氣從子左開主赤小豆酸甘體重下行浸令芽出曝乾易重從輕宣發半裏下絡中留血之瘀當歸辛溫有汁和陽氣藏於土中以運其血右二味杵為散漿水服方寸匕

日三服象二陰偶陽布半裏下絡中留滯之血、從予左開和於表裏也

赤豆當歸散方見狐惑篇

心氣不足吐血衄血瀉心湯主之

心氣指陽氣也不足指陽氣降令不足也陽氣陰血悉逆半表上不能從午右闔其血從口鼻激出人身陽氣全賴有形之陰血依附而生右則血去亡陽故主瀉心湯重苦寒氣味降逆上之陽氣從午右闔陽氣降陰血亦降陽得依附而生右三味以水三升煮取一升象陽數得陰復於七頓服之取其氣濃降速也

瀉心湯方

黃連　黃芩各一兩　大黃二兩

右三味以水三升煮取二升頓服之

傷寒雜病論金匱指歸卷八終

金匱指歸 壬

傷寒雜病論金匱指歸卷九

嘔吐噦下利篇

夫嘔家有癰膿不可治嘔膿盡自愈

嘔而脉弱小便復利身有微熱見厥者難治四逆湯
主之

二條解俱見厥陰篇

先嘔卻渴者此為欲解先渴卻嘔者為水停心下此

屬飲家嘔家本渴今反不渴者以心下有支飲故也
此屬支飲

卻止也痰飲先從口嘔去陰土之液止於下未
能上潤陽土之燥而口渴此為痰飲欲除曰先
嘔卻渴者此為欲解先渴飲水水止於裏不行
於表而嘔者為水停脾土曰先渴卻嘔者為水
停心下此屬飲家痰水從口嘔去陽土不潤本
應口渴是時反不渴脾土有飲陰偏處故也曰
嘔家本渴今反不渴者心下有支飲故也此屬
支飲

問曰病人脉數數為熱當消穀引食而反吐者何也
師曰以發其汗令陽微膈氣虛脉乃數數為客熱不
能消穀胃中虛冷故也脉弦者虛也胃氣無餘朝食
暮吐變為胃反寒在於上醫反下之令脉反弦故名

曰虛

熱陽氣也引進也吐嘔也以因也微衰也膈氣
指半裏心脾間之陽也病人脉中陽氣數外當
消穀進食而反吐者因陽氣發揚於表裏微於
裏陽氣發揚於表無陰和之脉乃數曰病人脉
數數為熱當消穀引食而反吐者以發其汗令
陽微膈氣脉乃數客寄也冷寒也陽氣寄外裏

內脾土中陽少不能消化水穀無脾土之陽氣
上蒸則胃中陽虛氣寒曰數為客熱不能消穀
胃中虛冷故也弦數也陽氣數於表虛於裏曰
脈弦者虛也餘饒也陽氣數於表虛於裏胃氣
不饒曰胃氣無餘變易也反同還也食入於陰
長氣於陽陽氣數於表虛於裏朝食無脾土陽
氣蒸化至暮吐出曰朝食暮吐陽氣變易於表

不同還於裏曰變為胃反半表陽得陰助其氣
不寒於上半裏陰得陽助其氣不寒於下半表
上陽失陰助其氣寒曰寒在於上以意會之同
還半裏下之陰上助其陽曰醫反下之今脈中
陽氣反數於表明陰土中陽虛於裏曰今脈反
弦故名曰虛

寸口脈微而數微則無氣無氣則榮虛榮虛則血不
足血不足則胷中冷

微無也而因辭半表上脈道中陽氣無陰和之
因數曰寸口脈微而數半表上陽氣無陰和之
因數則無陽氣至半裏曰微則無氣陽能生陰
陽數於表則無陽氣至半裏以生其陰血曰無
氣則榮虛無陽氣至半裏以生其陰血則外和
陽氣之血不足曰榮虛則血不足外和陽氣之

血不足則無半表陽氣從半裏上內溫曰血不
足則胷中冷

趺陽脈浮而濇浮則為虛濇則傷脾脾傷則不能磨
朝食暮吐暮食朝吐宿穀不化名曰胃反脈緊而濇
其病難治

陽得陰固其氣不浮陰得陽運滑而不濇半裏
下脈道陽浮裏陰濇而不滑曰趺陽脈浮而濇

陽不內固於裏則為裏之陽虛曰浮則為虛陽不內固於裏裏陰濇而不滑則脾損脾土陽損則不能蒸化水穀朝食無陽氣蒸化則暮吐暮食無陽氣蒸化則朝吐曰脾傷則不磨朝食暮吐暮食朝吐宿住也反回還也陽氣往於表不回還半裏藏脾土中胃中水穀無陽氣消化曰宿穀不化名曰胃反半裏脈中陰無陽舒而緊

陰無陽滑而濇其病患陽氣於表不治於裏曰脈緊而濇其病難治

病人欲吐者不可下之

吐衛也下降也病人陽氣欲在衛者不可用實藥降之曰病人欲吐者不可下之

噦而腹滿視其前後知何部不利利之則愈

解見厥陰篇

嘔而胸滿者吴茱萸湯主之

濁陰逆半裏上嘔而胸滿者以吴茱萸大辛大溫氣味威烈能衛半裏上濁陰使之須臾下降生薑辛溫化氣橫行合茱萸威烈之氣溫運半裏陰液使之左開以人參甘寒大棗甘平味濃汁厚和半表陽氣使之右闔曰嘔而胸滿者吴茱萸湯主之

吴茱萸湯方見陽明篇

乾嘔吐涎沫頭痛者吴茱萸湯主之

解見厥陰篇

嘔而腸鳴心下痞者半夏瀉心湯主之

腸暢也水氣不能從子暢行於左逆半裏上嘔而鳴地氣不能從子上交於天致心下痞曰嘔而腸鳴心下痞者半夏瀉心湯主之主半夏辛

平降半裏上水逆氣結黃連黃芩苦寒外堅金水表陰固陽於裏水氣逆半裏上半裏下土冷氣寒以甘草乾薑甘溫氣味溫土之陰氣從子左開以人參大棗多汁助土之液以和其陽陽內固中土陰陽氣液左右上下交通其痞自解右七味象陽數得陰復於七以水一斗象地天生成十數煮取六升象陰數得陽變於六去滓

再煮取三升象三陽陽數復於裏溫服一升日三服象一陽陽數開於子復於表

半夏瀉心湯方見太陽篇第六卷

乾嘔而利者黃芩加半夏生薑湯主之

乾燥也半裏下陰液不能區別轉運半表上以固其陽半表上氣燥不潤則乾嘔而陰液無陽氣上舉則從半表下下利主黃芩苦寒甘草極

主黃芩加半夏生薑湯曰乾嘔而利者黃芩加半夏生薑湯主之

甘大棗甘平多汁苦甘氣味合化陰氣固半表上陽氣闔午以芍藥苦平疏泄土氣加半夏生薑降逆散結轉運水氣右六味象陰數得陽變於六以水一斗象地天生成十數煮取三升去滓溫服一升象陽數復於裏日再夜一服象二陰偶陽開於子

黃芩加半夏生薑湯方見太陽篇第六卷

諸嘔吐穀不得下者小半夏湯主之

於水逆半裏上從口嘔吐穀不得降者主半夏生薑降半裏上水逆氣結曰諸嘔吐穀不得下者小半夏湯主之

小半夏湯方見痰飲篇

嘔吐而病在膈上後思水者解急與之思水者猪苓散主之

上下之對也嘔吐因病飲陰居膈上嘔吐後思水者是膈間飲陰除半裏下陰土之液未能上潤陽土之燥急與水飲之和陽氣闔午曰嘔吐而病在膈上後思水者解急與之思水者猪苓散主之猪苓茯苓淡通陰土之陰白朮甘温培陰土之液右三味為散飲服方寸匕日三服布陰土之液和陽氣回還表裏毋使新飲之水再

金匱指歸　嘔吐噦下利卷之九　九

停為飲也

猪苓散方

猪苓　茯苓　白朮各等分

右三味杵為散飲服方寸匕日三服

嘔而發熱者小柴胡湯主之

解見厥陰篇

胃反嘔吐者大半夏湯主之

胃指陽土陽氣也反回還也陽氣回還半表水氣逆半裏上嘔吐者重用半夏降半裏上水逆氣結水逆半裏上嘔吐半表上陽無陰和而氣燥以人參甘寒蜂蜜甘平和陽氣闔午右三味象陽數也以水一斗二升象地支十二數也和蜜揚之二百四十遍象陽數得陰分别四方也煮藥取二升半温服一升象二陰偶陽分温半

金匱指歸　嘔吐噦下利卷之九　十

表半裏也餘分再服餘饒也使陰液富饒於表陽得陰偶闔於午陰得陽運開於子也曰胃反嘔吐者大半夏湯主之

大半夏湯方

半夏二升　人參三兩　白蜜一升

右三味以水一斗二升和蜜揚之二百四十遍煮藥取二升半温服一升餘分再服

食已即吐者大黄甘草湯主之

已畢也食畢即吐者此陽土之氣實於表食入胃中穀氣不能從右下降胃實不通而氣逆逆則嘔出以大黄苦寒氣泄疏陽土氣實固陽右降食畢嘔出土氣不足於裏以甘草極甘味厚氣濃培裏之土氣右二味以水三升煮取一升分温再服象二陰偶陽闔午從子左開分温表

（食已即吐者大黄甘草湯主之）

裏也

大黄甘草湯方

大黄四兩　甘草一兩

右二味以水三升煮取一升分温再服

胃反吐而渴欲飲水者茯苓澤瀉湯主之

陽氣回還半表吐於外無陰土陰液上潤陽土之燥而口渴欲飲水者主重用茯苓取其氣濃

（胃反吐而渴欲飲水者茯苓澤瀉湯主之）

易降先通陰土之陰澤瀉甘寒後入煮取其氣輕易升上固陽土之陽白朮甘温培其土液陽氣回還半表吐於外不足於內以甘草桂枝生薑辛甘温氣味合化陽氣温半裏經道之陰右六味以水一斗煮取三升內澤瀉再煮取二升半温服八合日三服象陽數得陰偶之還半裏蒸水土之陰變於六也陰數得陽蒸之還半表

正於八也

茯苓澤瀉湯方

茯苓半觔　澤瀉四兩　甘草　桂枝各二兩

白朮三兩　生薑四兩

右六味以水一斗煮取三升內澤瀉再煮取二升半温服八合日三服

吐後渴欲得水而貪飲者文蛤湯主之兼主微風脈

緊頭痛
吐舒也後半裏也陽氣外舒半表半裏陰土之水未能外濟其陽陽土氣燥不潤證口渴欲得水飲而貪飲不休者所飲之水得陽氣耗去半裏所停之水未能外達半表和陽闔午曰吐後渴欲得水而貪飲者文蛤湯主之文蛤鹹平合石膏辛寒甘草甘平大棗多液固半表上陽氣

金匱指歸　嘔吐噦下利卷之九　十三

内闔半裏下以和其陰麻黄苦温生薑辛温開半裏下水氣外達半表上以和其陽陽土氣燥於表關節之陰不利以杏仁苦温滋潤滑利關節之陰右七味象陽數得陰復於七以水六升象陰數得陽變於六煮取二升温服一升象二陰偶陽闢於子陰土水氣外通半表其陽即進半裏曰汗出即愈微無也風陽氣也半裏脈道之陰無陽氣左舒半表其脈緊半表脈道之陽無陰氣右固半裏半裏上頭部之陰不通其頭痛此方亦兼治之曰兼主微風脈緊頭痛

文蛤湯方
文蛤五兩　麻黄　甘草　生薑各三兩
石膏五兩　杏仁五十粒　大棗十二枚
右七味以水六升煮取二升温服一升汗出即

金匱指歸　嘔吐噦下利卷之九　十四

愈

乾嘔吐逆吐涎沫半夏乾薑散主之
吐逆吐字讀上聲吐出也吐涎沫吐字讀去聲吐嘔也陽氣外出陽無陰和其氣逆於表則乾嘔陰無陽温其陰逆於裏則嘔涎沫曰乾嘔吐逆吐涎沫半夏乾薑散主之半夏辛平降逆上陽氣乾薑辛温降逆上陰氣右二味杵為散取

方寸匕漿水一升半煮取七合布陰土之液從子左開半表陽數得陰復於七闔於午頓服之取其氣濃速降逆上之陰陽也

半夏乾薑散方

半夏　乾薑各等分

右二味杵為散取方寸匕漿水一升半煮取七合頓服之

病人胷中似喘不喘似嘔不嘔似噦不噦徹心中憒憒無柰者生薑半夏湯主之

胷中半裏上也喘嘔噦水逆也徹通也心中土中也憒憒亂也水逆半裏上氣道降令不利致似喘似嘔似噦陽氣從土中外通逆於表陽無陰和水逆半裏上陰無陽温表裏陰陽氣逆神志憒亂難言曰病人胷中似喘不喘似嘔不嘔似噦不噦徹心中憒憒無柰者生薑半夏湯主之重用生薑汁取辛温味濃下降入土中疏泄水氣從子左開外和其陽半夏辛平散結降逆上陽氣從午右闔內温其陰右二味以水三升象三陰偶陽煮半夏取二升內生薑汁煮取一升半象二陰偶陽還半裏半表也小冷分四服日三夜一象陰數固陽開於子也嘔止停後服

謂水氣從左區別不逆半裏上而嘔即停後服

生薑半夏湯方

半夏半升　生薑汁一升

右二味以水三升煮半夏取二升內生薑汁煮取一升半小冷分四服日三夜一嘔止停後服

乾嘔噦若手足厥者橘皮湯主之

半裏陰液不左行半表陽土氣燥不潤其陽逆

於表不順於裏則乾嘔噦半表陽氣得陰不短
於手兩手不寒半裏陰氣得陽不短於足兩足
不寒陽土氣燥陰土氣寒表裏陰陽之氣不相
接續則手足厥曰乾嘔噦若手足厥者橘皮湯
主之橘皮苦温氣香合生薑辛温入半裏土中
疏泄陰氣左行陽土得陰潤其氣順而不逆手
足不寒右二味以水七升象二陰偶陽復於七

煮取三升温服一升象三陽得陰復於一下咽
即愈謂底下之陰上通於咽其陽即進於裏

橘皮湯方

橘皮四兩　生薑半斤

右二味以水七升煮取三升温服一升下咽即
愈

噦逆者橘皮竹茹湯主之

陽土氣燥不潤其氣逆於表不順於裏而呃曰
噦逆者橘皮竹茹湯主之橘皮苦温氣香合生
薑辛温入半裏土中疏泄陰氣左行竹茹人參
甘寒甘草大棗甘平多液潤陽土之燥固陽於
裏右六味以水一斗象陰數得陽變於六煮取
三升温服一升日三服象陽數得陰還於一復
於七

橘皮竹茹湯方

橘皮二斤　竹茹二升　大棗三十枚

生薑半斤　甘草五兩　人參一兩

右六味以水一斗煮取三升温服一升日三服

夫六府氣絕於外者手足寒上氣脚縮五藏氣絕於
內者利不禁下甚者手足不仁

六陰數也府軀殼也絕斷短也陰數得陽變於六

其陰外温不斷於表陰數不能得陽變於六手
足不温曰夫六府氣絕於外者手足寒縮退也
五土數也藏藏也禁止也下底下也在上陽氣
退藏於土不斷於裏陰液得陽利於表不止於
裏在上陽氣退而不藏陽斷於內陰於表不
於表藏下陰無陽温至甚者外應手足不仁曰
土氣腳縮五藏氣絕於內者利不禁下甚者手

足不仁
下利脈沉弦者下重脈大者為未止脈微弱數者為
欲自止雖發熱不死
下利手足厥冷無脈者灸之不温若脈不還反微喘
者死少陰負趺陽者為順也
下利有微熱而渴脈弱者今自愈
下利脈數有微熱汗出今自愈設脈緊為未解

下利脈數而渴者今自愈設不差必圊膿血以有熱
故也
以上五條解見厥陰篇
下利脈反弦發熱身汗者愈
弦數也陰液利半表下不利半表上脈中陽無
陰和而數肌表陽無陰固而發熱陰液屈伸半
表上不利半表下脈中陽得陰和肌表陽得陰

固下利脈數發熱自愈曰下利脈反弦發熱身
汗者愈
下利氣者當利其小便
氣濁氣也陰液利半表下於利時先行其濁氣
者主温利半裏下陰氣上行半表上則愈曰下
利氣者當利其小便
下利寸脈反浮數尺中自濇者必圊膿血

下利清穀不可攻其表汗出必脹滿

下利脈沉而遲其人面少赤身有微熱下利清穀者必鬱冒汗出而解病人必微厥所以然者其面戴陽下虛故也

下利後脈絶手足厥冷晬時脈還手足温者生脈不還者死

下利後腹脹滿身體疼痛者先温其裏乃攻其表温

裏宜四逆湯攻表宜桂枝湯

四逆湯方見太陽篇第二卷

桂枝湯方見太陽篇第一卷

以上五條解見厥陰篇

下利三部脈皆平按之心下堅者急下之宜大承氣湯

平成也表陽無陰和失春生夏長之氣裏陰無陽温失秋冬收藏之氣陰液從半表下下利表陽無陰和助其生長裏陰無陽温助其收藏上中下三部脈道皆成為秋氣曰下利三部脈皆平按止也之指脾土陰也陽氣陰液止於表脾土之陰不温不疏堅結於裏者急温疏脾土之陰適大承氣湯温多寒少之理内疏土氣外固其陽曰按之心下堅者急下之宜大承氣湯

下利脈遲而滑者實也利未欲止急下之宜大承氣湯

陰液從半表下下利半裏脈中陰失陽運其氣滯陰液從半表下下利陽無陰固而滑者其陽氣充實於上也曰下利脈遲而滑者實也利上之陽未能繼續半裏下基土中急温疏脾土之陰適大承氣湯寒少温多之理内疏土氣外固

其陽曰利未欲止急下之宜大承氣湯
下利脈反滑者當有所去下乃愈宜大承氣湯
陰液從半表下下利脈道中陽氣無陰內固反
滑半表上者主得陽氣至半裏所去藏於丣温疏
半裏下脾土之陰陽氣乃前進於裏適大承氣
湯温多寒少之理內疏土氣外固其陽曰下利
脈反滑者當有所去下乃愈宜大承氣湯

下利已差至其年月日時復發者以病不盡故也當
下之宜大承氣湯
人身陰液藏己土中己土陰土也差不齊也半
裏下陰土得太陽木氣疏之陰液陽氣則從子
齊于半表上陽土得太陰木氣固之陰液陽氣
則從半齊于半裏下陰土失陽疏陰液從半表
下下利陽氣從半表上不還己土中疏其陰齊
於子申下利已差至其年也其指陽氣也年進也
用陰也日陽也時期也盡極也陰土不疏陰液
從半表下下利來陽氣前進半表上無陰固之
其陽不能期時闔午藏丣復於裏起陰土之陰
者闔半表上陽氣不能得陰闔於午極於子故
也當温疏半裏下土實外固半表上陽氣適大
承氣湯温多寒少疏陰土氣實之理曰下利已差至其年

月日時復發者以病不盡故也當下之宜大承
氣湯

下利讝語者有燥屎也小承氣湯主之
解見厥陰篇
小承氣湯方見陽明篇
下利便膿血者桃花湯主之
解見少陰篇

桃花湯方見少陰篇

熱利下重者白頭翁湯主之

解見厥陰篇

白頭翁湯方見厥陰篇

下利後更煩按之心下濡者為虛煩也梔子豉湯主之

解見厥陰篇

梔子豉湯見太陽篇

下利清穀裏寒外熱汗出而厥者通脈四逆湯主之

解見厥陰篇

通脈四逆湯方見厥陰篇

下利肺痛紫參湯主之

肺應皮毛屬金主天氣痛不通也金體氣寒陽氣行於表得土之陰液助之則濇通而不寒陰氣行於裏得火之陽氣助之則濇通而不寒陰液從半表下下利陽氣行於表無陰助之金體之陰不通而痛曰下利肺痛紫參湯主之紫水火間色也主紫參苦寒固陽氣行於裏蒸陰土陰液外通半表以助其陽火能生土土能藏陽陽氣行於表陰液從半表下下利土味不足於裏以甘草極甘培之使陽內藏右二味以水五

升象二陰偶陽藏於土中先煮紫參取二升內甘草煮取一升半分溫三服象二陰偶一陽分溫半表半裏也

紫參湯方

紫參半斤　甘草三兩

右二味以水五升先煮紫參取二升內甘草煮取一升半分溫三服

氣利訶黎勒散主之

氣利謂其氣不能環抱表裏從半表下轂道旁下泄曰氣利訶黎勒散主之主訶黎勒散粥飲和頓服取酸濇氣温斂其氣布於上毋使下泄也

訶黎勒散方

訶黎勒十枚煨

右一味為散粥飲和頓服

宋蘇頌曰令嶺南皆有而廣州最盛形似梔子橄欖青黄色皮肉相著七八月實熟時采六路者佳

唐蕭炳曰波斯船上來者六路黑色肉厚者良六路即六棱也雷斅曰訶黎勒文只有六路或多或少並是雜勒形圓而路文或八路至十三路號曰榔精勒濇甚不堪用

瘡癰腸癰浸淫篇

諸脉浮數應當發熱而反洒淅惡寒若有痛處當發其癰師曰諸癰膿（腫）欲知有膿無膿以手掩腫上熱者為有膿不熱者為無膿

於陽氣浮外無陰固之脉浮無陰和之脉數應當發熱而反洒淅惡寒不發熱此非陽氣浮外是肌絡中陰液壅滯其陽前進不利致脉浮數

壅滯之處失其陽温致惡寒壅滯之處不通致痛此痛處當發其癰曰諸脉浮數應當發熱而反洒淅惡寒若有痛處當發其癰於陰液壅滯而腫欲知壅滯之液成膿未成膿以手掩其腫處腫處熱者壅滯之液得陽氣薰化為膿成不熱者壅滯之液未得陽氣薰化其膿為之未成曰諸癰腫欲知有膿無膿以手掩其腫上熱者為有膿不熱者為無膿

腸癰之為病其身甲錯腹皮急按之濡如腫狀腹無積聚身無熱脉數此為腸内有膿薏苡附子敗醬散主之

腸詳也暢也癰壅也之為二字詳明陰液壅滯腹裏為病之所以然也陰液壅滯腹裏不能暢行於表皮膚不潤燥如鮮甲曰腸癰之為病其

身甲錯濡軟而不鞕也積聚鞕而不軟也陰液壅滯腹裏腹皮急而不寬以手按之軟而不鞕如腫狀此腫非積聚也曰腹皮急按之濡如腫狀腹無積聚腸内有癰膿之腸字恐腹字譌也裏也陽氣未浮於外身不熱陰液壅滯腹裏其陽前進不利致脉數此為腹裏有陰液壅滯成膿曰身無熱脉數此為腹内有癰膿薏苡附子

敗醬散主之腹裏陰液壅滞主薏苡仁甘淡體
重氣輕敗醬苦平而有陳醬氣合附子辛温內
通壅滞之陰右三味杵為散取方寸匕以水二
升煎減半象陽數得二陰偶之頓服小便當下
取其氣濃下行布腹裏壅滞之液從半表下穀
道旁泄出

薏苡附子敗醬散方
薏苡仁十分　附子二分　敗醬五分
右三味杵為散取方寸匕以水二升煎減半頓
服小便當下
腫癰者少腹腫痞按之即痛如淋小便自調時時發
熱自汗出復惡寒其脉遲緊者膿未成可下之脉洪
數者膿已成不可下也大黄牡丹湯主之
腫從肉從重肉中陰液壅滞為腫癰少腹肉中

陰液壅滞而腫地天氣隔不通而痞以手按其
腫處即痛尿出點滴如淋曰腫癰者少腹腫痞
按之即痛如淋陰液壅滞半裏下自和不尿出
點滴如淋惟四時之陽氣不能期復於裏以運
其陰陽無陰和浮外發熱曰小便自調時時發
熱陽得陰助其氣温陰液外出毛竅為汗陽氣
往來表裏無陰助之其氣不温而惡寒曰自汗

出復惡寒脉道陽氣無陰助之遲滞於表腹裏之
陰無陽舒之緊結於裏其液壅滞腹裏尚未成
膿可用薏苡附子敗醬散温通壅滞之液從穀
道旁下出曰其脉遲緊者膿未成可下之脉道
中陽氣洪數不緊者其液壅滞腹裏成膿不可
用薏苡附子敗醬散下之也曰脉洪數者膿已成
不可下也大黄牡丹湯主之大黄苦寒牡丹辛

寒芒硝鹹寒外固陽氣於裏內除壅滯之膿陰液壅滯腹裏非生氣不能流通物之生氣皆在於仁桃仁味苦微甘合冬瓜仁味淡能入壅滯之處和之泄之右五味以水六升煮取一升參陰土之陰得陽氣變於六復於一也去滓內芒硝再煎頓服之取其氣濃下行最速有膿當從半表下穀道旁泄出如無膿當下血此六字恐

非原文下少腹瘀血非抵當湯中蝱蟲水蛭合桃仁大黃不可此是後學疑惑丹皮桃仁有破血之能誤添其註腳耳明者自知

大黃牡丹湯方

大黃四兩　牡丹一兩　桃仁五十箇　冬瓜仁半升

芒硝三合

右五味以水六升煮取一升去滓內芒硝再煎頓服之有膿當下如無膿當下血

問曰寸口脈浮微而濇法當亡血若汗出設不汗出者云何曰若身有瘡被刀斧所傷亡血故也

寸口半表上也微細也亡失也半表上脈中陽氣得陰助之不浮不細不濇半表上脈浮細而濇病象當失血或汗出設未汗出其脈浮細而濇或患瘡出膿過度或被刀斧所傷去血過度

脈中陽氣失陰助之故也曰寸口脈浮微而濇法當亡血若汗出設不汗出者云何曰若身有瘡被刀斧所傷亡血故也

病金瘡王不留行散主之

金瘡被刀斧戕賊其肌也刀斧戕賊其肌氣血外泄雖有王命不能止其血之不外泄也主王主王不留行則曰病金瘡王不留行散主之不留行散苦平氣味固氣血內榮於裏以甘溫氣味外生其肌王不留行苦平微甘蒴藋細葉苦平芍藥苦平黃芩苦寒甘草甘平桑東南根

皮甘寒川椒乾薑辛温厚樸苦温右九味象陽
數得陰變於九合治之為散服方寸匕布氣血
禁裏毋使外泄也産後去血過度亦可服之

王不留行散方

王不留行十分八月八日采 蒴藋細葉十分七月七日采

甘草十八分 桑東南根白皮十分三月三日采

黄芩二分 川椒三分 厚樸二分 乾薑二分

芍藥二分

右九味王不留行蒴藋桑皮三味燒灰存性各
別杵篩合治之為散服方寸匕小瘡即粉之大
瘡但服之産後亦可服

蘇頌曰蒴藋生田野所在有之春抽苗莖有節
節間生枝葉大似水芹春夏采葉秋冬采莖

排膿散方

枳實十六枚 芍藥六分 桔梗二分

右三味杵為散取雞子黄一枚以藥散與雞子
黄相等揉和令相得飲和服之日一服

土疏氣運則膿行枳實臭香形圓化陰土之濁
陰芍藥苦平疏泄土氣桔梗微辛微温開提氣
滯難知時畜也黄土色也以雞子黄圓聚土中
氣液轉運表裏不失其時也

排膿湯方

甘草二兩 桔梗三兩 生薑一兩 大棗十枚

右四味以水三升煮取一升温服五合日再服

甘草桔梗生薑開通地脉助土氣以行膿膿乃
土之液化膿多液少土氣不潤以大棗多汁助
土之液

浸淫瘡從口起流向四肢者可治從四肢流來入口

者不可治浸淫瘡黃連粉主之

浸淫瘡乃肌中溼水外溢浸漬成瘡其瘡從口流向四肢者此裏之生氣充足陰陽氣液可治子午曰浸淫瘡從口起流向四肢者可治其瘡從四肢流來入口者此裏之生氣不足陰陽氣液不治子午曰從四肢流來入口者不可治黃連味苦色黃苦為火味黃為土色以火土氣味

燥溼生肌　曰浸淫瘡黃連粉主之

方未見想是以黃連一味為細末撲之

趺蹶手指臂腫轉筋狐疝蚘蟲篇

師曰病趺蹶其人但能前不能卻刺腨入二寸此太陽經傷也

趺足也蹶蹷也卻退也刺責也腨足肚也入內也二陰也寸從又從十度足度其人兩足但能置於前不能退於後陽得陰偶不損於下責足肚內之陰不能偶陽復於十此傷是太陽經

中陽氣損下也　曰病趺蹶其人但能前不能卻刺腨入二寸此太陽經傷也

病人常以手指臂腫動此人身體瞤瞤者藜蘆甘草湯主之

肌絡中陰液得陽氣營運不為痰涎絡中陽氣得陰液固之則靜而不動肢臂中陰液常失陽氣營運而腫肌絡中陽氣常失陰固而跳動曰病人常以手指臂腫動此彼之對彼肢臂中陰

液常失陽氣營運為痰涎其人身陽氣屈伸表裏次第上下陽失陰固而瞤瞤曰此人身體瞤瞤者藜蘆甘草湯主之〔主藜蘆甘草湯〕藜蘆氣味辛平涌泄肢臂處留滯之液甘草甘平味厚氣濃和表裏絡中陽氣

手指臂屬半表上之肢末肌絡中有痰涎不能作汗從毛竅出非涌吐不除句疑手指臂處無

痰涎句疑手指臂處之痰涎不能從口涌出當知人身經絡中無一處不相通也此方分兩缺味數未缺明者自知

轉筋之為病其人臂腳直脉上下行微弦轉筋入腹者雞屎白散主之

臂半表也腳半裏也〔臂半表也腳半裏也〕轉運也筋從肉從力肉陰也力陽也陰得陽則舒陽得陰則運之為指陽

偏半表無陰固之運行半裏陰偏半裏無陽舒之運行半表臂腳之筋直而不曲曰轉筋之為病其人臂腳直微無也弦數也半表脉道陽氣上下行陽無陰和而數曰脉上下〔行〕微弦雞知時畜也在卦屬巽在星應昴在地支屬酉屎白性寒能轉運半表脉中陽氣內於腹裏不失其時〔主雞屎白散〕曰轉筋入腹者雞屎白散主之取方寸匕以水

六合溫服象陰數得陽變於六

雞屎白散方

雞屎白為散取方寸匕以水六合和溫服

陰狐疝氣者偏有大小時時上下蜘蛛散主之

狐狐也疝腹痛也陰狐無陽而腹痛氣墜囊中者或左或右大小不同卧時則上立時則下〔主蜘蛛散〕曰陰狐疝氣者偏有大小時時上下蜘蛛散主之

蜘蛛氣味微寒晝隱夜現懸網若魚罾取蜘蛛象形入陰分桂枝辛溫旋轉陰氣環抱表裏毋使氣墜於下也右二味為散取八分一匕飲和服日再象二陰偶陽分運表裏也

蜘蛛散方

蜘蛛十四枚熬焦　桂枝半兩

右二味為散取八分一匕飲和服日再蜜丸亦

可

問曰病腹痛有蟲其脈何以別之曰腹中痛其脈當沉若弦反洪大故有蚘蟲

沉裏也弦數也洪大數之甚也蚘藏胃中得脾土陽氣溫養蟲安於胃而腹不痛脾土陰失陽通而痛半裏脈道之陰無陽氣溫升而沉半表脈道之陽無陰氣清降或數其陽反數甚於表而洪大則上熱下寒蟲不安其居就暖上逆故有嘔蚘腹痛病曰腹中痛其脈當沉若弦反洪大故有蚘蟲

蚘蟲之為病令人吐涎心痛發作有時毒藥不止者甘草粉蜜湯主之

心土藏也蚘蟲為病之所以然是病陽氣浮外虛內土藏氣寒蚘藏胃中失其溫養蚘動吐涎

土之陰不通則痛曰蚘蟲之為病令人吐涎心痛陽氣內藏蚘得溫養不吐涎不腹痛陽氣外浮蚘失溫養則吐涎腹痛其痛興起貿乎其時曰發作有時粉謂米粉也非謂鉛白粉也五味偏勝謂之毒服烏梅圓偏勝氣味蚘動吐涎腹痛不止者土之氣味不足於裏偏勝之藥焉能治之以甘草白米粉白蜜培其土味以安其蚘

曰毒藥不止者甘草粉蜜湯主之右三味以水三升先煮甘草取二升象陽數得陰偶之去滓内粉蜜攪令和煎如薄粥温服一升象陽數藏於土開於子腹不痛涎不吐即止後服

甘草粉蜜湯方

甘草二兩　白粉一兩　白蜜四兩

右三味以水三升先煮甘草取二升去滓内粉蜜攪令和煎如薄粥温服一升差即止

蚘厥者當吐蚘令病者靜而復時煩此為藏寒蚘上入膈故煩須臾復止得食而嘔又煩者蚘聞食臭出其人當自吐蚘蚘厥者烏梅丸主之

論註方註見厥陰篇

傷寒雜病論金匱指歸卷之九

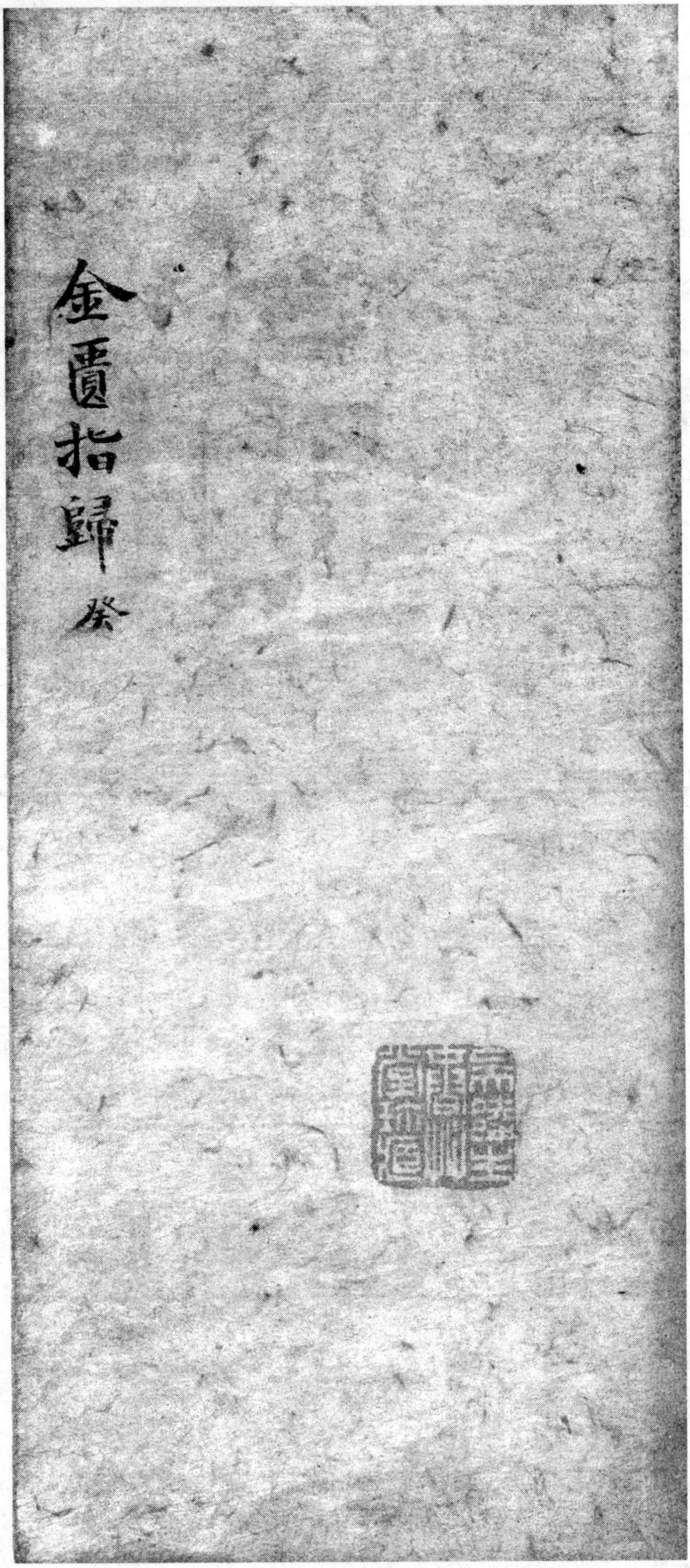
金匱指歸 癸

傷寒雜病論金匱指歸卷十

婦人妊娠篇

師曰婦人得平脈陰脈小弱其人渴不能食無寒熱名妊娠桂枝湯主之於法六十日當有此證設有醫治逆者却一月加吐下者則絶之

陰脈指半裏也妊身懷孕也娠動也半表脈道之陽得陰助之則平半裏脈道之陰得陽助之

金匱指歸　婦人妊娠卷之十　一

則平曰婦人得平脈半裏陰失陽助其脈小弱半表陽失陰助其人渴不能食無陽氣外浮不寒熱明婦人懷孕胎之陰未得陽氣溫養助之能動也主桂枝湯辛甘溫氣味溫疏土之陰養其胎氣曰陰脈小弱其人渴不能食無寒熱名妊娠桂枝湯主之法常也六十日兩月也却止也一陽也月陰也加重也絶斷也於婦人經期一月一至不失其常兩月經期不至胎之陰未得陽氣溫養助之能動當有此陰脈小弱其人渴不能食無寒熱之的證假令得此以意會之和陰陽於表裏逆者止一陽陽氣於表不入半裏〻陰中裏陰重複陰氣逆半裏上從口嘔吐陰氣逆半表下從穀道旁下利胎失陽氣溫養其胎則斷而不續也曰於法六十日當有此證

金匱指歸　婦人妊娠卷之十　二

設有醫治逆者却一月加吐下者則絶之

婦人宿有癥病經斷未及三月而得漏下不止胎動在臍上者此為癥痼害妊娠六月動者前三月經水利時胎也下血者後斷三月衃也所以血不止者其癥不去故也當下其癥桂枝茯苓丸主之

宿素也癥腹中血結病也上下之對也此彼之對痼久固之疾害患也婦人素有腹中血結病

經水斷時未至三月而得經水漏下不止彼胎動在臍上此爲腹中血結癥疾患在臍下曰婦人宿有癥病經斷未及三月而得漏下不止胎動在臍上者此爲癥痼害衃凝血也妊娠六月動者前三月經水和利應時而斷胎也漏下後經水斷腹中有結凝血也所以漏下不止者此凝血不去故也當下其凝血曰（主桂枝茯苓丸）妊娠六月動者

前三月經水利時胎也下血者後斷三月衃也所以血不止者其癥不去故也當下其癥桂枝茯苓丸主之桂枝辛溫通半裏下經絡之陰茯苓淡甘通陰土之陰芍藥苦平疏泄土氣丹皮辛寒桃仁苦甘外固陽氣於裏內行凝結之陰右五味象土數也末之煉蜜丸如兔屎大每日食前服一丸不知加至三丸象陽數以運其凝結之血也

桂枝茯苓丸方

桂枝　茯苓　丹皮　桃仁去皮尖熬

芍藥各等分

右五味末之煉蜜丸如兔屎大每日食前服一丸不知加至三丸

婦人懷妊六七月脈弦發熱其胎愈脹腹痛惡寒少

腹如扇所以然者子藏開故也當以附子（湯）溫其藏

弦數也發熱陽氣浮也脈道中陽氣無陰和之而數無陰固之而熱曰婦人懷妊六七月脈弦發熱脈道中陽氣浮胎居腹裏土之陰無陽氣溫通在裏曰其胎愈脹腹痛惡寒陰之至甚少腹陣陣作冷如扇狀所以然者陽氣不還半裏從子左開故也曰少腹如扇所以然者子藏

開故也當以附子湯温其藏
附子湯方見少陰篇
師曰婦人有漏下者有半産後因續下血都不絶者有妊娠下血者假令妊娠腹中痛為胞阻膠艾湯主之
有經水下行不斷者有半産後下血不斷者有懷妊下血者告戒後學懷妊下血腹中痛為胞

主膠艾湯曰婦有漏下者有半産後因續下血都不絶者有妊娠下血者假令妊娠腹中痛為胞阻膠艾湯主之

外血少土氣不疏土液不足作痛主阿膠甘草甘平地黄甘寒多汁助土之液益胞脈之陽艾葉苦温芍藥苦平芎藭當歸辛温疏土之氣通胞脈之陰右七味象陽數得陰復於七酒乃穀之精華釀成以水五升清酒三升合煮取三升象陰陽氣液藏於土中營行脈中衛行脈外不失生生氣化之機去滓内膠令消盡温服一升日三服象陽數得陰開於子闔於午不差更作服

膠艾湯方

乾地黄六兩　芎藭　阿膠　甘草各二兩

艾葉　當歸各三兩　芍藥四兩

右七味以水五升清酒三升合煮取三升内膠令消盡温服一升日三服不差更作服

婦人懷妊腹中㽲痛當歸芍藥散主之

㽲腹中急痛也婦人懷妊腹中急痛乃陰土絡中血滯氣不疏也主當歸苦温芎藭辛温通絡中血滯茯苓淡甘通陰土之陰澤瀉甘寒形圓輸轉土中水氣芍藥苦平疏泄土氣白朮甘温培其土液右六味象陰數得陽變於六杵為散取方寸匕酒和日三服布陰血陽氣環抱表裏

毋滯陰土絡中也

當歸芍藥散方

當歸　芎藭　芍藥一斤

茯苓　白术各四兩　澤瀉半斤

右六味杵為散取方寸匕酒和日三服

妊娠嘔吐不止乾薑人參半夏丸主之

水逆半裏上從口嘔吐是脾土氣寒水逆半裏

上半表胃土氣燥主乾薑辛溫溫脾土之陰養

其胎氣半夏辛平降半裏上水逆氣結人參甘

寒益土之液以和其陽右三味末之以生薑汁

糊為丸梧子大飲服十丸日三服象陰陽氣液

口轉八方合地天生成十數環抱表裏毋使水

逆也

乾薑人參半夏丸方

乾薑一兩人參一兩半夏二兩

右三味末之以生薑汁糊為丸梧子大飲服十

丸日三服

妊娠小便難飲食如故當歸貝母苦參丸主之

懷孕胎動半裏水氣下行為尿不易飲食如故

此非水氣有餘於裏乃血液不足於裏主當歸

苦溫多汁助土之液貝母辛平苦參苦寒解金

水之鬱結固陽氣於裏通利水道之陰

當歸貝母苦參丸方

當歸　貝母　苦參各四兩

右三味末之煉蜜丸如小豆大飲服三丸加至

十丸

妊娠有水氣身重小便不利洒淅惡寒起即頭眩葵

子茯苓散主之

水藏陰土中得陽氣循經道從子左開從午右闔水氣滑利表裏其身輕而不重陰土中水氣失子午開闔之陽滑利表裏其身重而不輕曰妊娠有水氣身重水氣不利半表又不利下為尿水氣盛於陰土毫毛為之洒淅惡寒曰小便不利洒淅惡寒卧則氣下立則氣上在下水氣不上舉於立時在上陽氣無陰固之則頭為之

眩亂曰起即頭眩葵子茯苓散主之爾雅翼云天有十日葵與之終始故葵從癸說文葵衛也葵葉向日不令照其根揆葵葉向陽衛陰之意主重用葵子甘寒氣味向陽衛陰滑利陰土水氣茯苓甘淡內通陰土之陰右二味杵為散飲服方寸匕日三服小便利則愈象二陰偶陽布土中水氣滑利表裏下行為尿則愈

葵子茯苓散方

葵子一升　茯苓三兩

右二味杵為散飲服方寸匕日三服小便利則愈

婦人妊娠宜常服當歸散主之

胎生於陽長於陰常服當歸散和利土中陰陽氣血當歸苦温多液白朮甘温多液益土之陰

以生其陽黄芩苦寒氣薄固陽於裏以長其陰土以疏為補以芍藥苦平氣泄疏之血以温為補以芎藭辛温氣味温之右五味象土數也杵為散酒服方寸匕日再服象土中陽氣得陰偶之環抱表裏不失常也

當歸散方

當歸　黄芩　芍藥　芎藭各一斤

白术半斤

右五味杵為散酒服方寸匕日再服妊娠常服

即易產胎無疾苦產後百病悉主之

妊娠養胎白术散主之

胎得陽則生得陰則長（主白术散曰妊娠養胎白术散主之）主白术甘溫益土之陰

蜀椒辛溫氣香化土之濕益土之陽芎藭辛溫

運血中氣滯牡蠣鹹平固土之陽右四味杵為

散酒服一錢匕日三服夜一服象陰陽氣液從

中土營運四方不失其時凡苦腹痛加芍藥疏

泄土氣心下痛倍加芎藭運血中氣滯心煩吐

痛不能飲食加細辛一兩半夏大者二十枚以

醋漿水服溫舒半裏下陰氣從子左開則不痛

清降半裏上水逆氣結陽氣從午右闔則不煩

升降氣和則能飲食若嘔以醋漿水服之反不

解者以小麥汁甘平氣味和其中服之嘔已後

渴者以大麥粥服之生胃土之液以和其陽病

雖愈此散仍用酒和常服

白术散方

白术　芎藭　蜀椒炒出汗　牡蠣各三分

右四味杵為散酒服一錢匕日三服夜一服但

苦痛加芍藥心下痛倍加芎藭心煩吐痛不能

飲食加細辛一兩半夏大者二十枚服之後更

以醋漿水服之若嘔以醋漿水服之復不解者

小麥汁服之已後渴者大麥粥服之病雖愈服

之勿置

婦人傷胎懷身腹滿不得小便從腰以下重如有水

狀懷身七月太陰當養不養此心氣實當刺寫勞宮

及關元小便微利則愈

傷痛也胎得陽則生得陰則長土中陰陽氣利
胎居腹中不痛不滿陰土失陽温生長之氣不
利胎居腹中作痛作滿曰婦人傷胎懷身腹滿
半裏下陰土失陽温生長之氣不利自腰以下
重而不輕若有水狀曰不得小便從腰以下重
如有水狀七陽數也月陰也太陰指脾氣也心
氣土氣勞火炎上也宮中也腰臍為關陰陽出

入以關為界元元陽也陽數得陰復於七脾氣
下降陽氣當藏內養其胎脾氣不降陽不內藏
胎不得養脾土氣實不疏當責其脾輸不利火
炎於上中土及關元不温半裏下幽微處之陰
得陽氣温利則愈曰懷身七月太陰當養不養
此心氣實當刺寫勞宮及關元小便微利則愈

婦人產後篇

問曰新產婦人有三病一者病痓二者病鬱冒三者
大便難何謂也師曰新產血虛多汗出喜中風故令
病痓亡血復汗寒多故令鬱冒亡津液胃燥故大便
難[illegible]
新產血虛於裏又多汗出得半表經道陽失陰
柔致彊而急曰新產血虛多汗出喜中風故令

病痓寒陰氣也半裏陰得陽温其氣不寒於表
半表陽得陰固其氣不寒於裏亡血復汗表陽
無陰固其氣多寒於裏陽無陰固致陽氣鬱覆
於首曰亡血復汗寒多故令鬱冒汗與血皆津
液也亡血復汗津液內少胃土氣燥不潤致半
表陽氣無陰固之而為患曰亡津液胃燥故大
便難

產婦鬱冒其脈微弱嘔不能食大便反堅但頭汗出
所以然者血虛而厥厥而必冒冒家欲解必大汗出
以血虛下厥孤陽上出故頭汗出所以產婦喜汗出
者亡陰血虛陽氣獨盛故當汗出陰陽乃復大便堅嘔
不能食小柴胡湯主之
半裏陰得陽溫其氣不寒於表半表陽得陰固
其氣不寒於裏產婦亡血復汗表陽無陰固其

氣多寒於裏陽無陰固致陽氣鬱覆於首曰產
婦鬱冒微無也產婦亡血復汗脈道陽氣無陰
助之而弱曰其脈微弱半表陽無陰固逆而嘔
半裏陰無陽溫不能化食曰嘔不能食半表陽
氣無陰固之回還半裏裏陰不溫而氣堅曰大
便反堅產婦亡血復汗半裏液少不能上和陽
氣外明半表內闔半裏流徧周身曰但頭汗出

諸病之所以然者產婦亡血復汗血虛於裏而
陰短於表陰短於表因病冒冒家欲解必得裏
之陰液前進半表固陽氣內闔半裏曰所以然
者血虛而厥厥而必冒冒家欲解必大汗出以
因也故使之知也因血虛於裏而陰短於表表
陽無陰固謂之孤陽孤陽上出使之知產婦亡
血復汗半裏液少不能上和陽氣流徧周身祇

頭汗出曰以血虛下厥孤陽上出故頭汗出產
婦喜汗出者陰血亡於裏陽氣盛於表使當知
汗出之所以然陰陽乃復半表陽無陰固回還
半裏裏陰不溫而氣堅半表陽無陰固逆而嘔
半裏陰無陽溫不能化食主小柴胡湯運氣益
液固陽氣內闔於裏溫潤其陰曰所以產婦喜
汗出者亡陰血虛陽氣獨盛故當汗出陰陽乃

復大便堅嘔不能食小柴胡湯主之
病解能食七八日更發熱者此為胃實宜大承氣湯
主之
　七八日午未時也病半表陽得陰固回還半裏
鬱冒解不嘔能食至午未時再發熱者此為陽
氣充實於外不從中至戌上充實於内適大承
氣湯温多寒少之理外固陽氣於裏内疏陰土

之陰冒解能食七八日更發熱者此為胃實宜大承氣湯主之
大承氣湯方見陽明篇
產後腹中㽲痛當歸生薑羊肉湯主之兼主腹中寒
疝虛勞不足
　產後血液不足於裏裏陰氣逆不利而腹中急
痛立當歸苦温多汁温潤土之陰生薑辛温化
氣横行疏泄土氣羊肉氣羶化陰土濁陰益土
中血液開其不利兼主腹中寒疝虛勞不足解
見寒疝
當歸生薑羊肉湯方見寒疝篇
產後腹痛煩滿不得卧枳實芍藥散主之
　腹復也陽氣不來復腹裏陰失陽通而痛陽無
陰和而煩陰失陽疏而滿陽不入陰不得寢息
曰產後腹痛煩滿不得卧枳實芍藥散主之枳

實苦温氣泄燒令黑合芍藥苦平毋使疏泄太
過右二味杵為散服方寸匕象二陰偶陽藏於
土中並主陰液壅滯成膿大麥粥下之以和其
土氣也
枳實芍藥散方
枳實燒令黑勿太過　芍藥等分
右二味杵為散服方寸匕日三服並主癰膿大

麥粥下之

師曰產婦腹痛法當以枳實芍藥散假令不愈者此為腹中有瘀血著臍下宜下瘀血湯主之亦主經水不利

產婦腹痛病象當以枳實芍藥散溫疏土氣假令不愈以有瘀血在臍下著而不去以䗪蟲得陰溼中之陽氣而化生能入僻處合大黃桃仁

內運其瘀亦主經血瘀滯於裏右三味末之煉蜜和為四丸以酒一升煮一丸取八合象陽數得陰正於八頓服之取一氣服下得血下如豚肝毋使氣味留連傷其脾氣

下瘀血湯方

大黃三兩　桃仁二十箇　䗪蟲二十枚去足熬

右三味末之煉蜜和為四丸以酒一升煮取一丸取八合頓服之得血下如豚肝

產後七八日無太陽證少腹堅痛此惡露不盡不大便煩躁發熱切脈微實更倍發熱日晡時煩躁者不食食則譫語至夜即愈宜大承氣湯主之熱在裏結在膀胱也

七八日午未時也產後至午未時無太陽頭項強痛證少腹堅痛此惡露不盡不有半表陽氣

闔午向幽昧處入申藏亦陽無陰和而煩陰無陽溫而躁陽氣浮外無陰固之發熱曰產後七八日無太陽證少腹堅痛此惡露不盡不大便煩躁發熱切按也微無也按脈道陽無陰固則充實於表加倍發熱日切脈微實更倍發熱日晡未申時也未申時陽無陰和而煩陰無陽溫而躁不食食入於陰長氣於陽食入陰無陽氣

蒸化陽無陰氣外明則譫語曰日晡時煩躁者
不食食則譫語愈勝也夜為陰至夜陽氣即勝
半裏上不藏半裏下適大承氣湯主寒少溫多
之理外固其陽內疏土氣曰至夜即愈宜大承
氣湯主之陽居半裏上不藏半裏下陽氣裏結
四旁無陰固之光明於裏也曰熱在裏結在膀
胱也

產後風續續數十日不解頭微疼惡寒時時有熱心
下悶乾嘔汗出雖久陽旦證續在者可與陽旦湯
續續連綿也解緩也產後陰虛陽浮連綿數十
日不有陰緩其陽曰產後風續續數十日不解
微無也陰虛陽浮頭部之陰無陽溫通而疼曰
頭微疼陰虛陽浮肌體之陰失其陽衛曰惡寒
陽無陰緩陽氣時浮於外時發熱曰時時發（有）熱

心下脾部也陽氣時浮於外脾土之陰失其陽
疏曰心下悶陽氣時浮於外不藏於內以運其
陰半表陽土氣燥不潤半裏水氣無所區別從
口嘔吐從毛竅外出為汗曰乾嘔汗出其病雖
久一陽從子左開浮居半表者可與陽旦湯辛
甘溫氣味溫疏半裏上之陰半裏上陰溫土疏
浮半表下之陽即循經道來復半裏上藏於卯

內運其陰曰雖久陽旦證續在者可與陽旦湯
陽旦湯方
即桂枝湯方不加黃芩
產後中風發熱面正赤喘而頭痛竹葉湯主之
巳為陽之正陽得陰固則能回還於巳產後陰
虛得陽氣浮半表上無陰固之回還於巳而發
熱陽浮半表上半裏上陰氣逼之面顏色赤陽

浮半表上裏之陰不能從子左吐其氣上逆於
口而喘陽浮半表上無陰內固於裏頭部之陰
失陽氣温通而疼曰產後中風發熱面正赤喘（竹葉湯主之）
而頭痛竹葉辛寒葛根甘草甘平人參甘寒多
液大棗甘平多液固陽氣回還於巳防風甘温
培土氣以固其陽陽浮半表上經道不温以桂
枝辛温通表裏經道之陰陽浮半表上胷脇降

令氣滯以桔梗辛温開提胷脇氣滯陽浮半表
上絡道陰滯以生薑辛温化氣横行疏通左右
絡道之陰陽浮半表上不足半裏下以附子辛
温温下焦元陽半表上陽得陰固半裏下陰得
陽温陰陽和於表裏右十味以水一斗象地天
生成十數煮取二升半分温三服覆使汗出象
二陰偶陽分温半表半裏使肌中陰液外通毛

竅也如子時太陽陽開陽氣不足以上温經道
之陰頭項強而不舒者用大附子一枚破之如
豆大入前藥中煮揚去沫助陽氣上温經道也
嘔者加半夏半升洗降半裏上水逆氣結

竹葉湯方

竹葉一把　葛根三兩　防風　桔梗
桂枝　人參　甘草各一兩　附子一枚炮

生薑五兩　大棗十五枚

右十味以水一斗煮取二升半分温三服覆使
汗出頭項強用大附子一枚破之如豆大入前
藥煮揚去沫嘔者加半夏半升洗

婦人乳中虛煩亂嘔逆安中益氣竹皮大丸主之

亂治也陽得陰不虛半表婦人乳子之時胃土
陽無陰和虛而煩陽無陰治其氣不降逆而嘔

胃土陽無陰治煩亂嘔逆主竹茹石膏白微辛
寒氣味合化陰氣外固陽氣於裏桂枝甘草大
棗辛甘氣味合化陽氣内安脾土之陰右五味
末之棗肉為丸彈子大飲服一丸日三夜二服
象土中之陰得陽左旋土中之陽得陰右轉若
熱甚於表者倍白微氣寒以固其陽陽氣無陰
液柔潤從午下降煩喘者加柏實甘平氣味潤

之

竹皮大丸方

生竹茹　石膏各二分　桂枝
白微各一分　甘草七分

右五味末之棗肉和丸彈子大飲服一丸日三
夜二服有熱倍白微煩喘者加柏實一分

產後下利虛極白頭翁加甘草阿膠湯主之

產後陰液從半表下下利半表上陰虛不能和
（[illegible]曰產後下利虛極白頭翁加甘草阿膠湯主之）
陽氣極於午白頭翁氣味苦溫其質無風反搖
有風反靜取之能靜固在上之陽黃連黃檗秦
皮皆苦寒之品苦為火味寒為水氣苦寒氣味
固陽氣内藏於土舉在下之陰產後土味血液
不足於裏以甘草阿膠甘平氣味益之右六味
象陰數得陽變於六以水七升象陽數得陰變

於七煮取二升半内膠令消盡分溫三服象二
陰偶陽分運半表半裏也

白頭翁加甘草阿膠湯方

白頭翁　甘草　阿膠各二兩
秦皮　黃連　黃檗各三兩

右六味以水七升煮取二升半内膠令消盡分
溫三服

婦人雜病篇

婦人中風七八日續來寒熱發作有時經水適斷者此為熱入血室其血必結故使如瘧狀發作有時小柴胡湯主之

婦人傷寒發熱經水適來晝日明了暮則譫語如見鬼狀者此為熱入血室治之無犯胃氣及上二焦必自愈

婦人中風發熱惡寒經水適來得之七八日熱除脈遲身涼和胸脅滿如結胸狀譫語者此為熱入血室也當刺期門隨其實而取之

三條解俱見太陽篇第五卷

陽明病下血譫語者此為熱入血室但頭汗出當刺期門隨其實而瀉之濈然汗出者愈

解見陽明篇第

婦人咽中如炙臠半夏厚樸湯主之

婦人陰也臠肉塊也咽胃管也咽因地氣以溫通地氣脾氣也脾氣不能上溫於咽咽中之陰氣不利如有肉塊窒之主半夏辛平降半裏上水逆氣結茯苓淡甘通陰土之陰生薑辛溫疏泄土中水氣厚樸苦溫炙香紫蘇辛溫氣香溫蘇脾氣上通於咽右五味以水七升象土中之

([illegible]曰婦人咽中如炙臠半夏厚樸湯主之)

陰得陽數變於七煮取四升分溫四服日三服夜一服象陰陽氣液環繞四方三陽得陰闔於午一陽得陰開於子也

半夏厚樸湯方

半夏一升　厚樸三兩　茯苓四兩　生薑五兩　蘇葉二兩

右五味以水一斗煮取四升分溫四服日三服

夜一服

婦人藏燥喜悲傷欲哭象如神靈所作數欠伸甘麥大棗湯主之

藏藏也傷憂也陽得陰和藏於丣則神志喜而不悲不憂陰得陽和明於卯則神志喜而不悲不憂表陽失陰和而氣燥情志悲憂欲哭裏陰失陽和而氣燥情志悲憂欲哭病象如神靈所

為曰婦人藏燥喜悲傷欲哭象如神靈所作志倦則欠體倦則伸陽氣欲藏無陰和之內藏則志倦陰氣欲伸無陽和之外伸則體倦曰數欠伸甘麥大棗湯主之土得火而生陽氣欲藏不藏土之氣味不足表裏以甘草甘平味厚氣濃培之陰得陽而生陽氣欲藏不藏土之液不足表裏以大棗甘平多液益之小麥氣味甘寒麥

字從來固陽氣來半裏藏丣生陰以固陽也陰陽和於表裏其神志則喜而不悲右三味以水六升象陰數得陽變於六煮取三升溫分三服象三陰三陽和於表裏也亦補脾氣句恐非原文

甘麥大棗湯方

甘草三兩　小麥一升　大棗十枚

右三味以水六升煮取三升分溫三服亦補脾氣

婦人吐涎沫醫反下之心下痞滿當先治其吐涎沫小青龍湯主之涎沫止乃治痞瀉心湯主之

口吐涎沫是水氣不從子左行也以意會之曰還半裏下水氣從子左行曰婦人吐涎沫醫反下之痞滿是地天氣隔不通也口吐涎沫地天

氣隔不通當先治水使之左行繼治其痞治水
左行主小青龍湯治地天氣交主瀉心湯曰心
下痞滿當先治其吐涎沫小青龍湯主之涎沫
止乃治痞瀉心湯主之
小青龍湯方 見太陽篇二卷
瀉心湯方 見太陽篇六卷
婦人之病因虛積冷結氣為諸經水斷絕至有歷年

金匱指歸　婦人雜病卷之十　五

血寒積結胞門寒傷經絡凝堅在上嘔吐涎唾久成
肺癰形體損分在中盤結繞臍寒疝或兩脇疼痛與
藏相連或結熱中痛在關元脈數無瘡肌若魚鱗時
著男子非止女身在下來多經候不勻令陰掣痛少
腹惡寒或引腰脊下根氣街氣衝急痛膝脛疼煩奄
忽眩冒狀如厥癲或有憂慘悲傷多嗔此皆帶下非
有鬼神久則羸瘦脈虛多寒三十六病千變萬端審

脈陰陽虛實緊弦行其鍼藥治危得安其雖同病脈
各異源子當辨記勿謂不然
婦人陰也之往也冷不温也氣陽也為使也陰
中陽氣往於表不還於裏裏之陽氣因虛裏陰
積而不温裏陰無陽温陰結於裏表陽無陰固
陽結於表表裏陰陽不相生使諸經道中陰液
斷而不續曰婦人之病因虛積冷結氣為諸經

金匱指歸　婦人雜病卷之十　六

水斷絕至極也年進也陽氣極於表質陰氣計
進於裏而不前陰無陽温而血寒陽氣極於表
其陽不能包裏裏之積陰從子左開曰至有歷
年血寒積結胞門寒陰氣也陰得陽則生陰無
陽生陰損於下表裏經道不榮曰寒傷經絡上
下之對也水堅於下其水氣無所區別從口嘔
吐涎唾水氣久堅於下不左升在上陰液壅滯

不右降而成膿曰凝堅在上嘔吐涎沫久成肺癰形體陰也陰得陽分運於表陽得陰分運於裏陰中陽損陰陽氣液不能分運表裏也曰形體損分陰氣在中盤結陽氣不能環繞於臍腹中陰失陽通而痛曰在中盤結繞臍寒疝若陰氣在中盤結兩脇樞機氣滯曰或兩脇疼痛與如也藏陰也連接續也如人身陰液得陽轉運

表裏自相接續曰與藏相連中半也關元臍下也若陰液裹結於下陽氣不闔半裏臍下陰失陽通曰或結熱中痛在關元時是也著表明也男子陽也非下也止基也女身陰也脉道中陽氣無陰和之而數皮無陰潤而受其戕賊肌膚燥若魚鱗是表明陽氣無陰固之下基土中以生其陰曰脉數無瘡肌若魚鱗時著男子非止

女身在窊也多勝也經南北也窊底下陽氣往於表不來於裏陰勝於裏南北冷暖氣候不匀俱陰中陰失陽通筋失其柔而掣痛少腹陰失陽溫而惡寒或寒引腰脊曰在下來多經候不匀令陰掣痛少腹惡寒或引腰脊氣街是半裏下陰陽之道路也半裏下根核之陰無陽氣溫通於表陰短於裏而痛曰下根氣街氣衝急痛

膝脛半裏下也奄忽然也厥短也癲狂也半裏下陰失陽溫疼而煩半表上陽失陰和忽然眩亂如有物覆於首此陰短於表陽失陰明神志昏亂狀若癲狂曰膝脛疼煩奄忽眩冒狀如厥癲陰無陽氣溫生憂慘不樂陽無陰氣清降悲傷多嗔此皆屬半裏經道血之液不能得陽氣利於表而化血其液下行為帶下其液下行

表陽失陰固裏陰失陽温陰陽二氣不和表裏
神志多憂多悲多嗔非有鬼神所使曰或有憂
慘悲傷多嗔此皆帶下非有鬼神其陽久浮於
外肌體之陰失陽氣温生曰久則羸瘦其陽久
浮於外脈道中陽少多寒曰脈虚多寒鍼機絨
也危疾也表裏三十六病千變萬端審定脈道
中陰失陽生則虚於裏陽失陰生則虚於表陰

失陽疏則虚於裏陽失陰固則實於表陰失陽
舒則緊於裏陽失陰和則數於表用員轉機鍼
之藥使疾解而得安曰三十六病千變萬端審
脈陰陽虚實緊弦行其鍼藥治危得安已上諸
論同病表裏脈各異辭其源則一爾當辨記分
明勿謂其論不然曰其雖同病脈各異源子當
辨記勿謂不然

問曰婦人年五十所病下利數十日不止暮即發熱
少腹裏急腹滿手掌煩熱脣口乾燥何也師曰此病屬
帶下何以故曾經半產瘀血在少腹不去何以知之
其證脣口乾燥故知之當以温經湯主之
數責也十日丣時也人稟陰陽二氣而生應天
干地支生長收藏之數陽土得陰則生長半表
外榮枝葉陰土得陽則收藏半裏內榮根核人

年五十陽氣藏丣不足戌亥中陰液生之亦不
足根核陽氣不榮陰失陽生陰液日少於裏婦
人年五十所病陰液下利不上利責陰液日少
不足以外和陽氣藏丣於日暮時即發熱陽不
藏丣少腹中陰失陽運內證陰延於裏而滿外
證手掌煩熱脣口燥乾此病屬半裏經道血之
液不能得陽氣藏丣和陰液至於表而化血其

液下利不上利為帶下如曾經半產此有積血
在少腹裏積血不去陽不內藏陰不外榮致脣（主注：曰此病屬帶下何以故曾經半產瘀血在少腹不去何以知之其證唇口乾燥故知之）
口燥乾當以温經湯主之陽不藏邪陰土不温
主茱萸辛熱氣味威烈直入半裏下衝開陰土
之陰陰土得温積血則行半夏辛平降逆散土
中氣結當歸辛温多液和陽氣內藏芎藭辛温
芍藥苦平丹皮辛寒外和陽氣內疏土中氣滯

陽不內藏經道不温以桂枝生薑温之人年五
十陽氣藏邪不足陰土之液亦不足以人參麥
冬甘寒阿膠甘草甘平培土之液和內藏之陽
右十二味象地支之數以水一斗象地天生成
十數煮取三升分温三服象陽數得陰外榮半
表地支之六數陰數得陽內榮半裏地支之六
數

温經湯方

吳茱萸三兩　當歸　芎藭　芍藥
人參　桂枝　阿膠　丹皮
生薑　甘草各二兩　半夏半升　麥冬一升

右十二味以水一斗煮取三升分温三服亦主
婦人少腹寒久不受胎兼治崩中去血或月水
來過多及至期不來

帶下經水不利少腹滿痛經一月再見者土瓜根散
主之

半裏經道血之液得陽氣和於表文蒸於午而
[illegible]
化血半表經道氣之陽得陰氣固於裏文蒸於未
[illegible]
于而化水此經水二字命名之義也由經水半
[illegible]
裏經道血之液不得陽氣和於表而化血其液
[illegible]
下行為帶此帶下二字命名之義也由帶下半

表經道氣之陽不得陰氣固於裏交蒸於子而
化水由經水不利血之液不得陽氣通利於表
曰少腹滿痛再兩也經水一月兩見者是半裏
經道氣之陽未得陰氣固於裏交蒸於子運血
之液從左上舉而化血也曰經一月再見者土
瓜根散主之土瓜根即栝蔞根非王瓜根也主
栝蔞根苦甘色白桂枝辛溫色赤起半裏脈中

血之液上升半表得經道氣之陽交蒸於午而
化血芍藥苦平色白䗪蟲鹹平色黑固半表脈
中氣之陽下降半裏得經道血之液交蒸於子
而化水右四味杵為散酒服方寸匕日三服象
陰數得陽口繞八方不失其時也

土瓜根散方

土瓜根　芍藥　桂枝　䗪蟲各三分

右四味杵為散酒服方寸匕日三服

寸口脈弦而大弦則為減大則為芤減則為寒芤則
為虛寒虛相搏此名曰革婦人則半產漏下旋覆花
湯主之

旋覆花湯方

論解見虛勞此湯治半產漏下理不甚明恐後
人誤添之

婦人陷經漏下黑不解膠薑湯主之

解字恐鮮字譌半裏經道血之液得陽氣利於
表交蒸於午而化血其色赤而鮮半裏經道血
之液不得陽氣利於表陷下如漏其色黑而不
鮮半裏陰失陽化主膠薑湯膠薑湯即膠艾湯
中加乾薑辛溫氣味溫運半裏經道血液行於
表交蒸於午而化血

婦人少腹滿如敦狀小便微難而不渴生後者此為水與血俱結在血室也大黃甘遂湯主之

敦音對槃類婦人少腹作滿如槃半裏下幽微處水氣下行為尿不易而不渴明水停半裏少腹作滿如槃狀生產也血室指少腹裏也產後少腹作滿如槃狀此為水與血俱結在少腹裏也大黃甘遂湯主之主大黃苦寒臭香內攻少

金匱指歸　婦人雜病卷之十　圭

腹之瘀土氣不能轉運四方遂其生發以甘遂辛甘氣味遂其水而遂其生水與血結居少腹裏半表上血脈中液少取阿膠甘平氣味益脈中血液以和其陽右三味以水三升煮取一升二三六數也象陰數得陽變於六頓服其血當下言其一氣服下取氣濃下行最速毋使氣味留連傷脾土真水也

大黃甘遂湯方

大黃四兩　甘遂　阿膠各二兩

右三味以水三升煮取一升頓服其血當下

婦人經水不利下抵當湯主之

半裏經道血之液得陽氣利於表交蒸於午而化血半表經道氣之陽得陰氣固於裏交蒸於子而化水陰土絡道氣塞血與水不能循經道

金匱指歸　婦人雜病卷之十　十六

利下少腹當鞕滿陰液不利下為尿是鞕為無血有水內結也陰液自利於下為尿是鞕為有血無水內結也半裏水結血瘀二證必須詳明又前條水與血俱結在少腹審定是血是水與血方能用藥切不可孟浪用之此條原文婦人經水不利下下恐遺脫少腹滿小便自利下血乃愈句明者察之

抵當湯方見太陽篇卷四

婦人經水閉不利藏堅癖不止中有乾血下白物礬石丸主之

藏子藏也堅癖積也白物是半裏經道中血之液所化也婦人經水閉不利是子藏中有乾血堅積於裏阻血之液不能利半表上交蒸於午而化血其液日化為白物下行此經水閉不利

是經中血少子藏不潤而乾以礬石酸濇斂其血之液以杏仁蜂蜜潤其乾右二味末之煉蜜丸棗核大內子藏中子藏得潤乾血下行血之液無阻得陽氣利半表上交蒸於午而化血其血日充足於裏經水自利

礬石丸方

礬石三分杏仁一分

右二味末之煉蜜丸棗核大內藏中劇者再內

婦人六十二種風腹中血氣刺痛紅藍花酒主之

巳為陽之六亥為陰之六十二種指地支十二數也風陽氣也腹中指中土也陽數得陰還於巳闔於午陰數得陽變於亥開於子陽數得陰陰數得陽中土氣血相和自無阻礙氣滯作痛曰婦人六十二種風腹中血氣滯痛紅藍花酒

主之紅藍花苦辛氣溫多刺花紅酒乃穀之精華釀成二味合之煎服能運土中血滯血行陽氣營內榮外和於表裏也

紅藍花酒方

右一味酒一大升煎減半頓服一半未止再服

婦人腹中諸疾痛當歸芍藥散主之

疾急也婦人於陰土血滯腹中急痛主當歸芍

藥散疏陰土血滯（曰婦人腹中諸疾痛當歸芍藥散主之）

當歸芍藥散方　見妊娠篇

婦人腹中痛小建中湯主之

婦人於腹中氣液空虛窘廹不通而痛主小建中湯建立中氣疏其土氣（曰婦人腹中痛小建中湯主之）

小建中湯方　見虛勞篇

問曰婦人病飲食如故煩熱不得卧而反倚息者何

也師曰此名轉胞不得溺也以胞系了戾故致此病但當利其小便則愈腎氣丸主之

食為陰婦人病陽氣浮半表上無陰濟之外求食之陰以濟之曰飲食如故陽氣浮半表上無陰固之曰煩熱陽氣浮半表上不闔午藏卯曰不得卧而作能讀名明也胞同包轉繫也了戾溺系不順溺孔也能反倚息不得卧寢（曰而反倚息者何也）此明陽氣繫半表上無陰液包裹闔右其陽不闔於右其溺不得下行因陽氣繫半表上無陰氣包裹闔右其溺系急於左不順溺孔故致此病（曰此名轉胞不得溺也以胞系了戾故致此病但當利其小便則愈）腎氣丸主之主乾地黃甘寒丹皮辛寒山藥甘平山茱萸味酸培陽土之液固陽氣闔午藏卯陽氣浮半表上半裏下水土陽虛以茯苓淡甘桂枝附子辛温温通水土之陰澤寫甘寒和陽氣輸

轉澤中水氣回還表裏

腎氣丸方

乾地黃八兩　山藥　山茱萸各四兩　澤寫

丹皮　茯苓各三兩　桂枝一兩　附子一枚炮

右八味末之煉蜜和丸梧子大酒下十五丸加至二十丸日再服

婦人陰寒温陰中坐藥蛇牀子散主之

婦人陰中不温而寒是陰溼之氣盛也蛇牀子
散主之（曰婦人陰寒温陰中坐藥蛇牀子散主之）坐行之對蛇牀子苦平研末入白米粉
少許和令相得如棗大綿裹內之陰溼氣行陰
中自然温而不寒

蛇牀子散方

蛇牀子

右一味末之以白粉少許和令相得如棗大綿

裹內之自然温

少陰脈滑而數者陰中即生瘡陰中蝕瘡爛者狼牙
湯洗之

亥為老陰陰合陽氣從子樞開為之少陰陽得
陰固半表脈道之陽不滑不數陰得陽温內不
受其戕賊陰中蝕瘡而爛者陰失陽温至陰處
之肌肉受其戕賊也（曰少陰脈滑而數者陰中即生瘡陰中蝕瘡爛者狼牙湯洗之）以狼牙苦寒氣味煎湯洗（洗狼牙湯）
之解至陰處陰溼之氣

狼牙湯方

狼牙　三兩

右一味以水四升煮取半升以綿纏筯如繭浸
湯瀝陰中日四遍

胃氣下泄陰吹而正喧此穀氣之實也膏髮煎主之

陰吹陰中出氣聲如穀道中轉矢氣也正喧其

聲連續不絕也穀氣之實指穀道中氣燥不潤
有瘀血實於外也胃氣下降其氣不能從穀道
中下出反逆前陰其聲連續不絕（曰胃氣下泄陰吹而正喧此穀氣之實也膏髮煎主之）主膏髮煎直
下入腸中至穀道處潤燥化瘀穀道瘀血流通
陰吹自愈此患久延即為交腸病不可不知也

膏髮煎方　見黄癉

小兒疳蟲蝕齒方

雄黄　葶藶

右二味末之取臘月猪脂鎔以槐枝綿裹頭四五枚點藥烙之